R. Strametz, A. Fidrich

Grundwissen Patientensicherheit

Reinhard Strametz, Andreas Fidrich

Grundwissen Patientensicherheit

Aus der Praxis, für die Praxis

1. Auflage

ELSEVIER

Elsevier GmbH, Bernhard-Wicki-Straße 5, 80636 München, Deutschland
Wir freuen uns über Ihr Feedback und Ihre Anregungen an kundendienst@elsevier.com

ISBN 978-3-437-41173-1
eISBN 978-3-437-05014-5

1. Auflage 2022

Wichtiger Hinweis für den Benutzer
Die medizinischen Wissenschaften unterliegen einem sehr schnellen Wissenszuwachs. Der stetige Wandel von Methoden, Wirkstoffen und Erkenntnissen ist allen an diesem Werk Beteiligten bewusst. Sowohl der Verlag als auch die Autorinnen und Autoren und alle, die an der Entstehung dieses Werkes beteiligt waren, haben große Sorgfalt darauf verwandt, dass die Angaben zu Methoden, Anweisungen, Produkten, Anwendungen oder Konzepten dem aktuellen Wissensstand zum Zeitpunkt der Fertigstellung des Werkes entsprechen.
Der Verlag kann jedoch keine Gewähr für Angaben zu Dosierung und Applikationsformen übernehmen. Es sollte stets eine unabhängige und sorgfältige Überprüfung von Diagnosen und Arzneimitteldosierungen sowie möglicher Kontraindikationen erfolgen. Jede Dosierung oder Applikation liegt in der Verantwortung der Anwenderin oder des Anwenders. Die Elsevier GmbH, die Autorinnen und Autoren und alle, die an der Entstehung des Werkes mitgewirkt haben, können keinerlei Haftung in Bezug auf jegliche Verletzung und/oder Schäden an Personen oder Eigentum, im Rahmen von Produkthaftung, Fahrlässigkeit oder anderweitig übernehmen.

Für die Vollständigkeit und Auswahl der aufgeführten Medikamente übernimmt der Verlag keine Gewähr.
Geschützte Warennamen (Warenzeichen) werden in der Regel besonders kenntlich gemacht (®). Aus dem Fehlen eines solchen Hinweises kann jedoch nicht automatisch geschlossen werden, dass es sich um einen freien Warennamen handelt.

Bibliografische Information der Deutschen Nationalbibliothek
Die Deutsche Nationalbibliothek verzeichnet diese Publikation in der Deutschen Nationalbibliografie; detaillierte bibliografische Daten sind im Internet über https://www.dnb.de abrufbar.

22 23 24 25 26 5 4 3 2 1

In ihren Veröffentlichungen verfolgt die Elsevier GmbH das Ziel, genderneutrale Formulierungen für Personengruppen zu verwenden. Um jedoch den Textfluss nicht zu stören sowie die gestalterische Freiheit nicht einzuschränken, wurden bisweilen Kompromisse eingegangen. Selbstverständlich sind **immer alle Geschlechter** gemeint.

Planung: Kathrin Nühse, München
Projektmanagement: Alexander Gattnarzik und Dagmar Wiederhold, München
Redaktion: Michaela Mohr/Michael Kraft, mimo-booxx | textwerk., Augsburg
Rechteklärung: Andreas Rumpf, Adelsdorf
Satz: Thomson Digital, Noida/Indien
Druck und Bindung: Drukarnia Dimograf Sp. z o. o., Bielsko-Biała/Polen
Umschlaggestaltung: SpieszDesign, Neu-Ulm
Titelfotografie: Worawut – stock.adobe.com

Aktuelle Informationen finden Sie im Internet unter **www.elsevier.de**

Geleitwort

Viele junge Menschen wählen aus den unterschiedlichsten Motiven eine Ausbildung im Gesundheitswesen. Sehr häufig liegt eine hohe innere Motivation, dem Menschen zu helfen, zugrunde. Die Gesundheit ist unser höchstes Gut, und jeder, der sich für ein Studium oder eine Ausbildung im Gesundheitswesen entscheidet, will dem Menschen direkt oder indirekt mit seiner Tätigkeit Gutes tun.

Wenn man im Rahmen des Studiums, der Ausbildung oder in einem Praktikum in die tägliche Praxis der Mediziner, Pflegekräfte oder Therapeuten eintaucht, ist man nicht selten davon überrascht, dass schon normale Tätigkeiten mit vielen Aspekten der Unsicherheit einhergehen und man überhaupt nicht ausreichend darauf vorbereitet wird. Die Erfahrung, dass diese Unsicherheiten widerspruchslos in Teams akzeptiert und nicht angesprochen werden, kommt häufig irritierend dazu.

Das Buch „Grundwissen Patientensicherheit" sensibilisiert für ein sicherheits- und patientenorientiertes Systemdenken. Es darf nicht mehr akzeptiert werden, unsichere Prozesse und Verhaltensweisen zu tolerieren, schreiben die Autoren. Richtig so, jetzt gibt es endlich ein Buch, das das interprofessionelle Anliegen „Patientensicherheit" an Studierende und Auszubildende im Gesundheitswesen gleichermaßen adressiert. Darüber hinaus ist es auch für Berufserfahrene eine sehr lohnende Lektüre. Ich habe das Buch trotz des ernsten Themas mit sehr viel Spaß und Freude gelesen. Dem Lesenden werden vermutlich auch schon selbst erlebte Situationen vor Augen geführt und es wird erklärt, an welchen Stellen die sichere Versorgung von Patientinnen und Patienten gefährdet war und warum.

Es ist erstaunlich, dass in komplexer werdenden Prozessen bis heute die Meinung vorherrscht, dass Unsicherheiten in der Medizin ganz normal sind und es eher heldenhaft anmutet, diese Unsicherheiten auszuhalten. Dieses Buch ermutigt, die eigenen Tätigkeiten zu reflektieren und die Kommunikation im interprofessionellen Team so zu gestalten, dass jeder über seine eigene Unsicherheit und mögliche Fehler sprechen kann und Teammitglieder sich untereinander darauf ansprechen können. Gemeinsam arbeiten, gemeinsam erleben und besprechen, was gut funktioniert und was nicht, entlastet den Einzelnen ungemein und stärkt das gemeinsame Lernen und Wachsen eines Teams. So kann man das Beste für die sichere Versorgung von Patienten und Patientinnen tun.

Dieses Buch leistet einen aktuellen und umfassenden Beitrag zum Thema Patientensicherheit und wird hoffentlich Standardlektüre für die Studierenden und Auszubildenden im Gesundheitswesen.

Berlin, im März 2021
Dr. med. Ruth Hecker,
Vorsitzende Aktionsbündnis Patientensicherheit e.V.

Vorwort zur 1. Auflage

R: *„Es war einmal an einem verregneten Freitag im Mai 2019 in der Mainzer Altstadt und mir brummte der Kopf. Ich kam gerade aus der gefühlt zehnten Sitzung zum Nationalen Kompetenzbasierten Lernzielkatalog Medizin (NKLM). Klingt komplex? Ihr habt ja keine Ahnung! Jetzt erst mal unauffällig zurückziehen mit einem Kaffee in die Lobby des Tagungsortes.*

Mit anderen über die Einführung von Patientensicherheit in die ärztliche Ausbildung zu diskutieren strengt manchmal echt an, allerdings gab es auch Lichtblicke. Einer davon, ein junger niedergelassener Kollege aus der Allgemeinmedizin saß mir gerade gegenüber."

A: *„Ja, die Sitzungen zum NKLM waren echt anstrengend. Über hundert Leute auf engstem Raum, straffer Zeitplan, das Gefühl nicht fertig zu werden und immer wieder Rückschläge. Ich hatte gerade mein erstes Buch zum Thema Allgemeinmedizin veröffentlicht, indem schon einiges zur Patientensicherheit stand, aber in der Diskussion mit meinen Kolleginnen und Kollegen kamen immer wieder neue Aspekte auf, teilweise auch Sachen, von denen ich noch nie gehört hatte.*

Mir gegenüber saß ein Kollege, der wie ich ein medizinisches Fachbuch geschrieben hatte und ebenso für Patientensicherheit brannte. Er erzählte mir von seinem Buch, das Nichtmedizinern das Grundwissen der Medizin näherbringt, und von seiner Motivation, dieses Buch zu schreiben, da es noch nichts Brauchbares gab. Nachdem wir uns bei Kaffee und Keksen über unsere Bücher und unser Engagement in der Lehre für Patientensicherheit ausgetauscht hatten, mussten wir feststellen, dass es auch noch kein Lehrbuch über Patientensicherheit für die Grundausbildung in medizinischen Berufen gab."

Anstatt „es bräuchte mal" fassten wir spontan den Entschluss, diese Lücke zu schließen. Die Überschriften der Kapitel entwarfen wir noch am selben Tag, ebenso wie den Entschluss, dieses Buch so praktisch und persönlich zu gestalten wie möglich. Hoch motiviert starteten wir mit der Konzeption des Buches und begannen mit der Arbeit. Und dann kam Corona.

Während der eine in der Arztpraxis gegen die Pandemie kämpfte und irgendwann im Akkord Abstriche durchführte und impfte, durfte der andere zunächst seine komplette Hochschullehre im Schweinsgalopp digitalisieren und danach auch noch als Studiendekan einen Fachbereich durch die Corona-Pandemie managen. Es hat also etwas länger als geplant gedauert und fast auf den Tag genau vor zwei Jahren saßen wir in Mainz das erste Mal zusammen.

Jetzt, wie seit Monaten üblich, sitzen wir schon lange nicht mehr in muffigen überfüllten Räumen beisammen, sondern am späten Abend vor unseren Rechnern in Essen und Frankfurt und schreiben per Videokonferenz gemeinsam unser Vorwort.

Falls es dir noch nicht aufgefallen ist, wir duzen dich! Nicht aus mangelndem Respekt, sondern aus der Erfahrung, dass medizinische Teams mit flachen Hierarchien sicherer arbeiten. Und auch Kolleginnen und Kollegen, die bereits ihre Staatsexamina seit ein paar Semestern hinter sich haben, dürfen gerne mitlesen.

Wir werden dir viele Geschichten erzählen, weil es unsere Erfahrungen und die anderer sind, die uns selbst geprägt haben. Zwar hat Hütchen-Harry aus Kapitel 5 in Wirklichkeit einen anderen Spitznamen, aber auch wenn einige Geschichten abenteuerlich klingen, sie sind leider alle wahr. Wir stammen nämlich aus einer Zeit, in der Patientensicherheit noch nicht Grundlage der medizinischen Ausbildung war, sondern allenfalls Hobby von ein paar Nerds.

In diesem Moment jedoch ist Patientensicherheit bereits in vielen Lernzielen des NKLM verankert und wird somit bald verpflichtend an jeder medizinischen Hochschule in Deutschland gelehrt. Wir haben es also geschafft und die Arbeit hat sich gelohnt.

Dieses Buch soll dich nun begleiten auf dem Weg, Patientensicherheit von Grund auf zu lernen und dabei idealerweise nicht alle Fehler selbst machen zu müssen, sondern aus den Erfahrungen und Erfolgen anderer zu lernen.

Auch wenn momentan alle nur über die Corona-Pandemie reden und andere Dinge im Gesundheitswesen in den Hintergrund treten, sagen wir:

Patientensicherheit – jetzt erst recht!

Essen und Frankfurt am Main, im Mai 2021

Andreas und Reinhard

Die Autoren

Prof. Dr. med. Dipl.-Kfm. Reinhard Strametz hat die Professur Medizin für Ökonomen, insbesondere Patientensicherheit inne und lehrt seit 2013 an der Hochschule RheinMain, Wiesbaden Business School im Studiengang Gesundheitsökonomie. Zuvor hat er seine Facharztausbildung für Anästhesiologie am Universitätsklinikum Frankfurt absolviert und als Ärztlicher Leiter der Stabsstelle Qualitätsmanagement zahlreiche Patientensicherheitsprojekte in die Praxis umgesetzt. Neben seiner Lehrtätigkeit ist er der Generalsekretär des Aktionsbündnis Patientensicherheit e.V. und stellvertretender Leiter des Europäischen Forschernetzwerkes für Second Victim Forschung (ERNST). Als Mitglied der Projektgruppe Patientensicherheit zur Weiterentwicklung des Nationalen Kompetenzorientierten Lernzielkatalogs Medizin und kompetenzorientierter Gegenstandskataloge von MFT und IMPP hat er an der Einbeziehung des Thema im NKLM mitgearbeitet. In zahlreichen weiteren Projekten und deutschen wie internationalen Arbeitsgruppen arbeitet er an vielen Themen rund um die Patientensicherheit. Ob als Dozent, Autor oder Keynote-Speaker, die Verknüpfung einer humanen und wissenschaftsbasierten, sicheren und patientenorientierten Medizin mit ökonomisch sinnvollen Lösungen aus Qualitäts- und Risikomanagement ist zentrales Anliegen seiner Tätigkeiten.

Prof. Dr. med. Dipl.-Kfm. Reinhard Strametz
Professur Patientensicherheit
Hochschule RheinMain
Bleichstraße 44
65183 Wiesbaden

Andreas Fidrich ist Arzt in Fachweiterbildung Allgemeinmedizin im Weiterbildungsverbund Essen-Nord und Lehrbeauftragter an der medizinischen Fakultät der Universität Duisburg-Essen mit dem Schwerpunkt Patientensicherheit und Human Factors in der Medizin. Vor seinem Studium absolvierte er die Ausbildung zum Rettungsassistenten, Simulationsinstruktor und Fachdozenten im Rettungswesen. Während des Studiums war er als Tutor des SkillsLab der medizinischen Fakultät Duisburg-Essen verantwortlich für die didaktische Aus- und Weiterbildung von studentischen Tutoren und das Mentoring sowie für die Durchführung von realitätsnahen Notfallszenarien und er war an der Entwicklung innovativer Aus- und Weiterbildungskonzepte maßgeblich beteiligt. Außerdem war er Mitglied im Ausschuss „Studierende als Lehrende" der Gesellschaft für medizinische Ausbildung (GMA). 2016 erhielt er den Fakultätenpreis „Anstoß – Innovationspreis Lehre" für sein Projekt „Schnittstelle Mensch – richtig kommunizieren in der Medizin", aus welchem ein Wahlpflichtfach und regelmäßige Workshops zur Patientensicherheit (APS e.V.) hervorgingen. Seit 2018 ist er aktives Mitglied des Aktionsbündnisses Patientensicherheit. In diesem Rahmen setzt er sich für die Implementierung des Themas Patientensicherheit in der studentischen Lehre und darüber hinaus ein.

Andreas Fidrich
Hausarztpraxis Sami Gaber
Lindhorststraße 4A
46240 Bottrop

Abbildungsnachweis

Der Verweis auf die jeweilige Abbildungsquelle befindet sich bei allen Abbildungen im Werk am Ende des Legendentextes in eckigen Klammern. Alle nicht besonders gekennzeichneten Grafiken und Abbildungen © Elsevier GmbH, München.

F704-010	Tyler, J./Wills-Owen, C.A.: Transfer of surgical site marking. In: British Medical Journal. Volume 347, Issue 7922. BMJ Publishing Group, August 2013
F781-026	Rall, M./Lackner, C.K.: Crisis Resource Management (CRM)–Der Faktor Mensch in der Akutmedizin. In: Notfall + Rettungsmedizin. Volume 13, Issue 5, Seiten 349–356. Springer Nature, August 2010
G1028	Neumayr, A./et al.: Risikomanagement in der prähospitalen Notfallmedizin. Springer Nature, 1. Aufl. 2016
G1030	St.Pierre, M./Hofinger, G.: Human Factors und Patientensicherheit in der Akutmedizin. Springer Nature, 3. Aufl. 2014
G1032	Strametz, R./Bayeff-Filloff, M.: Risikomanagement in der Notaufnahme. Verlag W. Kohlhammer, 1. Aufl. 2019
G1033	Kahla-Witzsch, H.A./Jorzig, A./Brühwiler, B.: Das sichere Krankenhaus: Leitfaden für das klinische Risikomanagement. Verlag W. Kohlhammer, 1. Aufl. 2019
J787	Colourbox.com
J803	Biederbick & Rumpf
L138	Martha Kosthorst, Borken
L143	Heike Hübner, Berlin
M737	Prof. Dr. med. Karl-Ernst Grund, Tübingen
P508	Kira Catharina Muskalla, Essen
P510	Andreas Fidrich, Essen
P1014	Reinhard Strametz, Wiesbaden
T605	Prof. Dr. Friedemann Schulz von Thun, Schulz von Thun-Institut für Kommunikation
T806-002	Monika Schmitz, Universitätsklinikum Frankfurt
V334	SD-nostik GmbH, Sinsheim
W798-001	World Health Organization (WHO), Genf
W868	Kassenärztliche Bundesvereinigung, Berlin
W1155	DIVI e.V., Berlin

Fehler gefunden?

An unsere Inhalte haben wir sehr hohe Ansprüche. Trotz aller Sorgfalt kann es jedoch passieren, dass sich ein Fehler einschleicht oder fachlich-inhaltliche Aktualisierungen notwendig geworden sind.
Sobald ein relevanter Fehler entdeckt wird, stellen wir eine Korrektur zur Verfügung. Mit diesem QR-Code gelingt der schnelle Zugriff.

https://else4.de/978-3-437-41173-1

Wir sind dankbar für jeden Hinweis, der uns hilft, dieses Werk zu verbessern. Bitte richten Sie Ihre Anregungen, Lob und Kritik an folgende E-Mailadresse: kundendienst@elsevier.com

Abkürzungen

Symbole	
®	Handelsname
↔	normal (im Normbereich)
↑	hoch, erhöht
↓	tief, erniedrigt
→	vgl. mit, daraus folgt
►	siehe (Verweis)
Ø	durchschnittlich; Durchmesser
A	
ADKA	Bundesverband Deutscher Krankenhausapotheker
AHQR	Agency for Healthcare Quality and Research
APS	Aktionsbündnis Patientensicherheit
ÄZQ	Ärztliches Zentrum für Qualität in der Medizin
B	
BGA	Blutgasanalyse
BGB	Bürgerliches Gesetzbuch
BMG	Bundesgesundheitsministerium
bvmd	Bundesverband der Medizinstudierenden in Deutschland e. V.
C	
CIRS	Critical Incident Reporting Systems
CRM	Crew Ressource Management
CT	Computertomografie
D	
d	Tag/e
DEGAM	Deutsche Gesellschaft für Allgemeinmedizin
DGAI	Deutsche Gesellschaft für Anästhesiologie und Intensivmedizin
DGUV	Deutsche Gesetzliche Unfallversicherung
DIVI	Deutschen Interdisziplinären Vereinigung für Intensiv- und Notfallmedizin
E	
EBM	einheitlicher Bewertungsmaßstab
EK	Erythrozytenkonzentrat/e
EN	Europäische Norm
F	
FFP	Fresh Frozen Plasma
G	
G-BA	Gemeinsamer Bundesausschuss
GCS	Glasgow Coma Scale
H	
h	Stunde/n
HF	Humanfaktoren
HRO	hochzuverlässige Organisationen (High Reliability Organisations)
I	
i. a.	intraarteriell
i. d. R.	in der Regel
i. m.	intramuskulär
IMPP	Institut für Medizinische und Pharmazeutische Prüfungsfragen
IOM	Institute of Medicine
i. R.	im Rahmen
ISMP	Institute for Safe Medication Practices
Iso	International Organization for Standardization
i. th.	intrathekal
i. v.	intravenös
J	
J.	Jahr/e
K	
KAIG	Konzertierte Aktion im Gesundheitswesen
KG	Krankengymnastik
M	
MAI	Medication Appropriateness Index
MFA	medizinische/r Fachangestellte/r
Mon.	Monat/e
MPBetreibV	Medizinproduktebetreiberverordnung
MRT	Magnetresonanztomografie
MTX	Methothrexat
N	
NEF	Notarzteinsatzfahrzeug
NHS	National Health Service
NKLM	Nationaler Kompetenzbasierter Lernzielkatalog Medizin
NQF	National Quality Forum
NTS	Non-technical Skills

O

OECD	Organisation für wirtschaftliche Zusammenarbeit und Entwicklung
OTC	Over the Counter

P

PARiHS	Promoting Action on Research Implementation in Healthcare Services
PBM	Patient Blood Management
PDCA	Plan, Do, Check, Act
PIM	potenziell inadäquate/s Medikament/e
PTBS	posttraumatische Belastungsstörung/en
PZN	Pharmazentralnummer

Q

QM	Qualitätsmanagement

R

RM	Risikomanagement
RTW	Rettungs(transport)wagen

S

SGB	Sozialgesetzbuch
S. H. I. T.	Student Health Professionals' Incident Reporting Tool
SOP	Standard Operation Procedure/s
SRE	Serious Reportable Events
SVR	Sachverständigenrat

T

TB	Teilbelastung
TEP	Totalendoprothese
TRALI	transfusionsassoziierte Lungeninsuffizienz

V

VB	Vollbelastung

W

WHO	Weltgesundheitsorganisation

Z

ZVK	zentraler Venenkatheter

Inhaltsverzeichnis

Inhaltsverzeichnis

Reinhard Strametz

01

Einleitung: Die fünf tödlichsten Worte der Medizin

Ich erinnere mich nur noch schemenhaft an mein Medizinstudium. Viele Inhalte, in zu kurzer Zeit vermittelt und ohne praktische Verknüpfung, haben es nicht in mein Langzeitgedächtnis geschafft. Eine Veranstaltung aber ist mir bis heute im Gedächtnis geblieben, und zwar meine allererste: Am 7. Oktober 1997, in Frankfurt am Main, im Hörsaal der Gynäkologie und Geburtshilfe in Haus 14. Ich hatte alle Hürden zur Zulassung genommen, Abitur, Medizinertest und ZVS-Bewerbung und saß nun voller Stolz, Vorfreude und Erwartung in diesem Hörsaal, um meine erste Vorlesung zu erleben. Neben den üblichen Begrüßungen und organisatorischen Hinweisen beeindruckte mich v. a. die Kernbotschaft eines Vortrags, wenn auch auf eine Art und Weise, die ich nicht erwartet hatte: **Keine medizinische Maßnahme ist frei von Risiken!**

Der Aufruf des Kollegen, abgeleitet von der über 2000 Jahre alten Erkenntnis „primum nil nocere" des römischen Arztes Scribonius Largus hatte es in sich und erzeugte ein Raunen unter den Studierenden: **„Schädigen Sie in Ihrer Laufbahn so wenige Patienten wie möglich!"**

Nach sechs Jahren Medizinstudium und einer achteinhalbjährigen klinischen Tätigkeit kann ich jedoch mit Gewissheit sagen, dass die in meiner allerersten Vorlesung vorgestellten katastrophalen Fälle einerseits typisch sind und andererseits nur die Spitze des Eisbergs darstellen. Besonders treibt mich dabei um, dass es die immer wieder nach ähnlichem Muster ablaufenden Fehler sind, die zu Katastrophen führen. Obwohl wir es durch vergleichbare Vorkommnisse in unserer oder anderen Gesundheitseinrichtungen eigentlich besser wissen müssten, passieren diese immer und immer wieder.

Wir werden in ▸ Kap. 2 dieses Buches beleuchten, wie groß das Problem eigentlich ist, werden in ▸ Kap. 3, ▸ Kap. 4, ▸ Kap. 5 und ▸ Kap. 6 verschiedene Gründe für Fehler präsentieren und gleichzeitig anerkannte Lösungsansätze aufzeigen, um diese Fehler zu vermeiden oder zumindest aus ihnen zu lernen.

"To err is human, to cover-up is unforgivable, to fail to learn is inexcusable."

(Sir Liam Donaldson, brit. Arzt)

Damit all das aber auch funktionieren kann und bei den Behandelten ankommt, müssen wir uns im darauffolgenden ▸ Kap. 7 auch zuerst mit unseren eigenen Unzulänglichkeiten und dann denen anderer Behandelnder auseinandersetzen.

Nur so kann es gelingen, das Unverständnis zu reduzieren, das mir im Lauf meiner klinischen Tätigkeit begegnete und das ich bei Vorträgen zum Thema Patientensicherheit heute noch antreffe.

Auf den Punkt bringt es folgende Erzählung von Sir Liam Donaldson, einem der weltweit führenden Experten für Patientensicherheit und Vorsitzenden der globalen Allianz für Patientensicherheit der Weltgesundheitsorganisation (WHO). Ich durfte diese Geschichte in seiner Rede auf dem globalen Ministertreffen zum Thema Patientensicherheit im Jahr 2017 in Bonn hören und möchte sie aus meiner Erinnerung sinngemäß wiedergeben:

Aus der Praxis

Der Chefarzt in der Tiefgarage

Sir Liam Donaldson hielt in einem britischen Krankenhaus einen seiner zahlreichen Vorträge zum Thema Patientensicherheit. Er sprach vor der versammelten Ärzteschaft einer Abteilung über Fehler in der Medizin, die Auswirkungen auf die Behandelten, aber auch diejenigen, denen ein Fehler passiert. Er sprach über die gut erforschten und somit seit Jahren bekannten Mechanismen hinter diesen Fehlern und die daraus eigentlich abzuleitenden Sicherheitsmaßnahmen, die zur Selbstverständlichkeit in jeder Gesundheitseinrichtung werden müssen, egal, ob in diesem Haus oder irgendwo anders auf dieser Welt. Die Atmosphäre während des Vortrags war freundlich, die Rückmeldungen aus der Zuhörerschaft sehr positiv und der Chefarzt dieser Abteilung begleitete Sir Liam Donaldson nach dem Vortrag bis in die Garage des Krankenhauses, um ihn dort zu verabschieden. Unmittelbar bevor Sir Liam Donaldson mit dem Auto losfuhr, verabschiedete ihn der Chefarzt nach einem nochmaligen ausführlichen Lob für den hervorragenden Vortrag mit den – wie Sir Liam Donaldson es nannte – fünf tödlichsten Worten in der Medizin, die ihn in diesem Moment davon überzeugten, mit dem heutigen Vortrag nichts erreicht zu haben: *„This could not happen here." („Das kann hier nicht passieren.").*

Cave

Die fünf tödlichsten Worte der Medizin: This could not happen here./Das kann hier nicht passieren.

Wenn wir aus der Medizin, der Luftfahrt, anderen Hochrisikobereichen oder auch der Geschichte allgemein eine grundsätzliche Lehre ziehen können, dann diejenige, dass vor Katastrophen niemand immun ist. Fehlendes Situationsbewusstsein, also das nicht vorhandene Gefühl dafür, dass etwas gefährlich ist oder in einer bestimmten Situation Gefahr droht, war die Grundursache vieler Flugzeugabstürze, Großschadensereignisse und eben auch vieler vermeidbarer Patientenschädigungen:

Merke

- Solange ein Krankenhaus Patienten operiert, ist es keine Frage, ob eine Patientenverwechslung passieren kann, sondern nur wie häufig.
- Solange in einer Arztpraxis Medikamente verschrieben werden, kann es zu einer fehlerhaften Verordnung mit drastischen Konsequenzen kommen.
- Solange eine Hebamme Schwangere betreut, kann es zu einem Fehler kommen, der Mutter und/oder Kind schädigt.
- Solange Diagnosen gestellt werden, können diese fehlerhaft sein.
- Auch ein Haustechniker, der in Patientenzimmern etwas reparieren muss, kann einen multiresistenten Keim in ein anderes Zimmer und damit auf andere Patienten übertragen.
- Und auch die Küche eines Krankenhauses kann für Patientenschädigungen erheblichen Ausmaßes bis hin zu Todesfällen sorgen, wenn Speisen bakteriell kontaminiert und möglicherweise immungeschwächte Patienten dadurch zusätzlich belastet werden.

All diese Beispiele basieren leider nicht auf theoretischen Überlegungen, sondern auf praktischen Erfahrungen und Schadensmeldungen.
Alle Mitglieder jeder Berufsgruppe, die an der Gesundheitsversorgung teilnehmen, ganz egal, ob direkt oder indirekt, ganz egal, ob ambulant oder stationär, müssen sich ihres Beitrags und ihrer Verantwortung für die Patientensicherheit bewusst sein. Denn selbstverständlich können die allermeisten Fehler immer und überall passieren, es ist nur eine Frage der Häufigkeit. Diese können wir durch Schutzmaßnahmen allerdings deutlich senken, häufig so stark, dass sie in unserem Berufsleben nicht (mehr) vorkommen und damit wir und die von uns behandelten Patienten davon verschont bleiben.
Dies alles gilt übrigens ab dem ersten Tag der Ausbildung in einem Gesundheitsfach- oder Heilberuf.

Merke

Dem multiresistenten Keim ist es egal, ob du ihn überträgst oder jemand anderes, der kontaminierten Nadel ist es gleich, wen sie sticht, die Spritze mit hochprozentigem Kaliumchlorid kümmert es nicht, wer sie vertauscht.

Solltest du dieses Buch also zu Beginn deiner Ausbildung in den Händen halten, dann herzlichen Glückwunsch! Wir hoffen, dass es dich auf einem erfolgreichen Berufsweg im Gesundheitswesen unterstützt. Vielleicht ist mein Mantra der Patientensicherheit als Abschluss dieses kurzen Kapitels hilfreich:

Merke

Was passieren kann, wird auch passieren, v. a. wenn wir nichts dagegen unternehmen.

Mit der richtigen Grundeinstellung und der Kenntnis der richtigen Sicherheitsmaßnahmen können wir auch riskante Tätigkeiten in der Gesundheitsversorgung mit hoher Qualität und größtmöglicher Sicherheit durchführen. Ohne Angst, sondern mit Zuversicht, mit Spaß an unserer Arbeit, mit Stolz, aber ohne Hochmut.
Das bedeutet nicht, dass mit den richtigen Maßnahmen und einer hohen Sicherheitskultur überhaupt keine Fehler mehr passieren und überhaupt kein vermeidbarer Patientenschaden mehr eintritt. Ebenso wäre es naiv zu glauben, dass kein Flugzeug mehr abstürzen oder kein Atomkraftwerk mehr havarieren kann. Aber das kann niemals Argument dafür sein, überhaupt nichts zu unternehmen nach dem Motto: „100-prozentige Sicherheit gibt es ja ohnehin nicht! Wo gehobelt wird, da fallen halt Späne."
Wir würden es zu Recht nicht akzeptieren, wenn ein Betreiber eines Atomkraftwerks oder einer Fluggesellschaft sagen würde, wir senken die Sicherheitsstandards, da es keine 100-prozentige Sicherheit gibt. Im Gesundheitswesen bedarf es aber erst noch eines langen Weges mit Entwicklungen auf allen Ebenen wie in ▸ Kap. 8 beschrieben, damit wir nach

Weiterentwicklung der Sicherheitskultur im Gesundheitswesen wie in ▸ Kap. 9 dargestellt, das volle Potenzial an Patientensicherheit ausschöpfen können, weil wir kollektiv gelernt haben, unsichere Prozesse und Verhaltensweisen nicht mehr zu tolerieren.

Wie viele Menschen wir zukünftig gemeinsam vor vermeidbaren Patientenschäden bewahren können und sollten und was dein eigener Badezimmerspiegel mit Patientensicherheit zu tun hat, wird Andreas nun im zweiten Kapitel beantworten.

Andreas Fidrich

02 Warum dieses Buch? – Problemfeld Patientensicherheit

„Durch Ärztepfusch sterben fünfmal mehr Menschen als im Straßenverkehr", heißt es im AOK-Krankenhausreport von 2014.

Bei ca. 19 Mio. Klinikbehandlungen pro Jahr in Deutschland käme es in ca. 190.000 Fällen zu Behandlungsfehlern (1 %) und ca. 19.000 Menschen würden an behandlungsbedingten Fehlern sterben (0,1 %), schätzt der AOK-Bundesverband in seinem Krankenhausreport 2014 (Klauber 2014).

Allein die vermeidbaren Todesfälle durch resistente Keime belaufen sich auf schätzungsweise 4500–45.000, das ergeben Recherchen des wissenschaftlichen Rats des deutschen Bundestages

In seiner Stellungnahme heißt es weiterhin: *„Es sei gesundheitswissenschaftlich begründet und werde international übereinstimmend berichtet, dass konservativ geschätzt bei 0,1 Prozent aller Behandlungsfälle mit einem tödlichen Ausgang gerechnet werden müsse."*

Die Angaben des Krankenhausreports sind Schätzungen, basierend auf der Analyse weltweiter systematischer Übersichtsarbeiten. Davon stammten 12 Studien aus Deutschland. Weitere aus den USA (88), Kanada (29), Frankreich (20), Australien (16), Spanien (15), Großbritannien (13) und der Schweiz (7).

Nach Angaben des Aktionsbündnis Patientensicherheit (APS) könne man von einer Übertragbarkeit der internationalen Daten auf das deutsche Gesundheitssystem ausgehen.

Doch alles begann bereits vor vielen Jahren in den USA, als das Institute of Medicine (IOM) 1999 mit seiner ersten Version des Reports **„To Err is Human – Building a safer Health Care System"** (Kohn 1999) einen Paradigmenwechsel anstieß. Diese retrospektive Analyse mehrerer US-amerikanischer Studien kam zu dem Schluss, dass Behandlungsfehler eine der häufigsten Todesursachen im amerikanischen Gesundheitssystem darstellten. Amerikanische Studien gingen von 44.000–98.000 vermeidbaren Todesfällen pro Jahr aus. Die Gesamtbelastung des amerikanischen Gesundheitssystems durch vermeidbare unerwünschte Ereignisse wurde auf 17–29 Milliarden US-Dollar geschätzt. Basierend auf Studien anderer Länder, kann man davon ausgehen, dass in höher entwickelten Gesundheitssystemen das Problem in ähnlicher Intensität auftritt.

Die Organisation für wirtschaftliche Zusammenarbeit und Entwicklung (OECD) hat 2020 die Kosten, die durch unsichere Versorgung entstehen, in Industrienationen auf 13 % der gesamten Gesundheitsausgaben geschätzt (in Deutschland ca. 48 Milliarden Euro pro Jahr; Slawomirski 2020).

Neu war v. a. die systemische Sichtweise der Fehlerentstehung und nicht die Schuldzuweisung eines Einzelnen. Man wollte verstehen und nicht anklagen.

Als Paradebeispiele für eine systemische Sichtweise dienten andere Industrien, wie die Kernindustrie und die Luftfahrt, anerkannt hochzuverlässige Organisationen (High-Reliability Organisations, HRO). Ausgangspunkt war die Annahme, dass Menschen fehlbar sind und Fehler auch in der besten Organisation erwartet werden müssen.

Auch in Deutschland ist Patientensicherheit in den vergangenen Jahren zu Recht zu einem Thema zunehmender Relevanz geworden – Faktoren wie beispielsweise die Etablierung von stationären und ambulanten Berichts- und Lernsystemen (Critical Incident Reporting Systems, CIRS) über kritische Vorkommnisse im Rahmen eines Risikomanagements in der Patientenversorgung haben dazu beigetragen (► Kap. 8.2). Sowohl weitere, insbesondere präventive Maßnahmen zur Fehlervermeidung (**„vor dem Fehler"**) als auch ein effektives Fehlermanagement zur Begrenzung von gesundheitlichen wie auch ökonomischen Folgen (**„nach dem Fehler"**) wurden in vielen Gesundheitseinrichtungen angestoßen.

Als zentraler Zusammenschluss aller relevanten Akteure im Gesundheitswesen wurde 2005 in Deutschland das Aktionsbündnis Patientensicherheit gegründet (► Kap. 8.4).

Mit dem sog. **Patientenrechtegesetz** wurden ab Februar 2013 schließlich Regelungen zu Aufklärung, Dokumentation und Patientenrechten ins Bürgerliche Gesetzbuch (BGB) aufgenommen und ab 2014 Mindeststandards für klinische Risikomanagementsysteme durch den Gemeinsamen Bundesausschuss (G-BA) definiert. Ziel des Gesetzes sind transparente Regelungen und die Etablierung von Methoden zur Schaffung einer Sicherheitskultur, um Patienten und allen an der Gesundheitsversorgung Beteiligten die nötige Rechtssicherheit zu geben.

Wie stehst du zu Fehlern? Bist du der Meinung, Fehler machen nur die anderen (► Kap. 1) oder hast du persönliche Erfahrungen mit Fehlern im Rahmen deiner Ausbildung gemacht? Wie bist du bzw. sind andere damit umgegangen? Bist du bereit für den Berufsalltag der medizinisch-stationären und/oder -ambulanten Versorgung?

Merke

Als Absolventin/Absolvent des Medizinstudiums musst du in der Lage sein, dein gesamtes theoretisches Wissen sowie die erlernten praktischen Fertigkeiten, in der teilweise harten Realität des medizinischen Versorgungssystems, stets patienten- und sicherheitsorientiert anzuwenden. Deine zukünftigen Fehler könnten die dir anvertrauten Patienten schädigen.

Davor bewahrt sie dein solides Wissen und deine trainierten Fähigkeiten nur dann, wenn du durch Sicherheitsbarrieren unbeabsichtigte, schwere Fehler vermeidest.

Somit handelt es sich bei Patientensicherheit nicht nur um ein Thema oder ein zusätzliches Fach, sondern vielmehr um deine Grundeinstellung und -haltung in der Patientenversorgung. Und doch ist Patientensicherheit als solche bis heute nicht als fundamentaler Bestandteil der medizinischen Ausbildung etabliert.

Du siehst also, Patientensicherheit bedeutet immer auch Sicherheit für dich! Denn es besteht immer die Gefahr, dass du bei unerwünschten Ereignissen im Nachhinein zu einem **Second Victim** wirst (► Kap. 7.1). Umgekehrt machst du auch weniger Fehler, wenn du dich sicherer fühlst.

Patientensicherheit ist Mitarbeitersicherheit und Mitarbeitersicherheit ist Patientensicherheit **(#togetherpatientsafetyfirst).**

Deshalb möchten wir dich mit diesem Buch durch das Studium der Humanmedizin begleiten. Mit zahlreichen Praxisbeispielen möchten wir dich vor deiner ersten eigenverantwortlichen Tätigkeit als Arzt/Ärztin für ein sicherheits- und patientenorientiertes Systemdenken sensibilisieren.

Zusammen können wir eine Sicherheitskultur in der Medizin etablieren!

LITERATUR

Klauber J, Geraedts M, Friedrich J, Wasem J: Krankenhaus-Report 2014: Schwerpunkt: Patientensicherheit. Stuttgart: Schattauer, 2014. www.krankenhaus-report-online.de

Kohn L, Corrigan J, Donaldson M: To err is human: building a safer health system. Committee on Quality of Healthcare in America, Institute of Medicine (IOM). Washington: National Academy Press, 1999

Slawomirski L, Klazinga N: The Economics of patient safety: From analysis to action. 2020. www.oecd.org/health/health-systems/Economics-of-Patient-Safety-October-2020.pdf

Weltgesundheitsorganisation (WHO): www.who.int/news-room/photo-story/photo-story-detail/10-facts-on-patient-safety

Andreas Fidrich

Warum machen wir Fehler?

Errare humanum est, [...] – Irren ist menschlich!

Das postulierte bereits der römische Philosoph Lucius Annaeus Seneca vor etwa 2000 Jahren (ca. 62–64 n. Chr.) in seinen „Epistulae morales". Es ist also nichts Neues, dass Irren menschlich ist.
Wenn es um Fehler geht, dann wird häufig gesagt: *„Fehler macht jemand der unvorsichtig ist, jemand Unerfahrenes, der nicht sorgfältig genug ist!"*
Ist das tatsächlich so? Schnell – meist zu schnell – scheinen wir diesen Stempel denjenigen aufzudrücken, die unbeabsichtigt handeln und damit das gesetzte Ziel nicht erreichen.
Ein Fehler kann folgenlos sein oder aber schwerwiegende Folgen haben. Je nach Branche kann ein fataler Fehler finanzielle bzw. materielle Folgen haben oder wie in der Medizin im schlimmsten Fall einem anderen Menschen schaden und damit das Leben dieses Menschen und dein eigenes Leben für immer verändern (s. a. ▸ Kap. 7.1).

Aus der Praxis

Wer ist der beste Autofahrer? ... Ich!

Vielleicht kennst du auch Personen aus deinem Freundes- und Bekanntenkreis, die gerne und stolz berichten, seit wie vielen Jahren sie unfallfrei Auto fahren. Doch was entspricht der Realität? Ist es tatsächlich möglich zehn Jahre Auto zu fahren, ohne einen einzigen Fehler zu machen? **Sicher nicht!** In Situationen, in denen du falsche Entscheidungen getroffen hast oder unvorsichtig warst, haben wahrscheinlich andere Verkehrsteilnehmer umsichtig und rücksichtsvoll gehandelt, um einen Unfall zu verhindern oder du hattest schlicht Glück, da nicht jeder Fahrfehler sofort zu einem tödlichen Unfall führt.

Wir Menschen sind nicht dafür geschaffen, fehlerlos zu sein. Wir sind sogar auf Fehler angewiesen. Wie erlernen wir bereits als Kind das Laufen? **Learning by Doing** und **Trial and Error.** Entscheidend ist, dass du mit Fehlern richtig umgehst, denn dann kannst du aus Fehlern lernen!
Der grundsätzliche Gedanke der Unfehlbarkeit und der Drang nach Perfektion spiegelt die heutige Gesellschaft wider. Wir tun uns schwer damit Fehler einzugestehen und zuzugeben. Es gilt als ein Zeichen der Schwäche, erst recht in der Medizin. Sowohl die Anforderungen der Patientinnen und Patienten als auch der eigene Anspruch an uns selbst, sind eher noch vom überkommenden Ideal der Halbgötter in Weiß geprägt.
Letztlich offenbaren uns Fehler aber einen neuen Blick auf die Dinge und geben uns die Chance unseren Horizont zu erweitern. Damit wir **aus Fehlern lernen** können, um sie in Zukunft zu vermeiden, müssen folgende Aspekte erfüllt sein. Wir müssen

- uns unsere Fehlbarkeit und Fehler zugestehen.
- Fehler nicht als Schwäche oder Versagen ansehen, sondern Fehler als Chance sehen, es in Zukunft besser zu machen.
- nicht einem Einzelnen allein die Schuld geben, sondern die systemischen Sicherheitsmängel erkennen und abstellen.

Es gibt nicht die eine Ursache für Fehler, sondern vielfältige Gründe. Ein Großteil der Fehler, die wir machen entsteht durch die falsche Einschätzung einer Situation. Manche Entscheidungen treffen wir aus dem Bauch heraus, insbesondere in Notfallsituationen, in denen wir nicht ausreichend Zeit haben einen Plan zu entwickeln. Auch Leistungsdruck kann zu unüberlegten Entscheidungen führen, genauso aber Selbstüberschätzung oder Fehler bei der Ausführung eines eigentlich guten Plans. Daher werden wir uns in ▸ Kap. 3.1 intensiv mit Fehlerursachen befassen.
In unserer Gesellschaft führen Fehler leider häufig zu Sanktionen des Einzelnen. Dass war vor Hunderten von Jahren so, als es den sog. Pranger gab. Es ist nun mal einfacher, wenn ein Kopf rollt, als ein System zu ändern. Außerdem fühlt man sich entlastet, wenn angeblich eine andere Person die Schuld trägt. Man bezeichnet diese Fehlerkultur auch als **„name, blame and shame"**. Sie war noch nie und ist auch heute sicher keine gerechtfertigte Art und Weise, mit Fehlern umzugehen.
Wie es eigentlich gehen sollte, werden wir am Ende dieses Kapitels besprechen.

3.1 Von Fehlern und unerwünschten Ereignissen

„Ein Fehler ist eine Abweichung des Ist-Zustandes vom Soll-Zustand."

(Miller 1960)

Der Sollzustand wird durch Anforderungen innerhalb des Systems „Patientenversorgung" definiert. Diese Anforderungen können z. B. Algorithmen, Guidelines (z. B. AWMF-Guidelines), gesetzte Ziele oder Regeln sein.
Oder besser gesagt: *„Ein Fehler ist eine Handlung oder ein Unterlassen bei dem eine Abweichung von einem vorhandenen Plan (Ausführungsfehler), ein falscher Plan oder kein Plan vorliegt (Planungsfehler). Ob daraus ein Schaden entsteht, ist für die Definition des Fehlers irrelevant."*
Deshalb kann man grundsätzlich von einem Fehler sprechen, wenn
- eine Absicht zum Handeln bestand **(intentionale Handlung),**
- ein Ziel verfolgt wurde,
- es an irgendeinem Punkt der Ereigniskette mindestens eine alternative Handlungsweise gegeben hätte.

Es gibt unterschiedliche Ansätze, wie Fehler zum Verständnis klassifiziert werden können. Nach Reason lassen sich Fehlhandlungen, die zu Zwischenfällen und Unfällen führen können, aus drei unterschiedlichen Perspektiven betrachten (Reason 1990; ▶ Abb. 3.1):
1. Auf welcher Ebene findet die Fehlhandlung statt?
   - Ausführungsfehler?
   - Planungsfehler?
2. Wird die Fehlhandlung absichtlich begangen?
   - Fehler? Ausführungs- oder Planungsfehler.
   - Regelverstoß? Absichtlich oder unbeabsichtigt.
3. Wie ist die Fehlhandlung zeitlich zu einem Unfall einzuordnen und auf welcher Ebene einer Organisation wurde sie begangen?
   - Aktive Fehler?
   - Latente Fehler?

3.1.1 Aktive Fehler

Aus der Praxis

Ein Fehler kommt selten allein

In der Notaufnahme behandelt ein Assistenzarzt einen Patienten mit akutem Koronarsyndrom.
Die mitbehandelnde Pflegekraft legt einen intravenösen Zugang, entnimmt Blut und schließt eine Infusion an.
Während der Assistenzarzt in der Schublade nach einer Ampulle Heparin mit 5000 IE sucht, um diese aufzuziehen, wird er vom Notarzt unterbrochen, der plötzlich in der Tür steht und eine Patientenübergabe machen möchte. Die Übergabe dauert eine Weile.

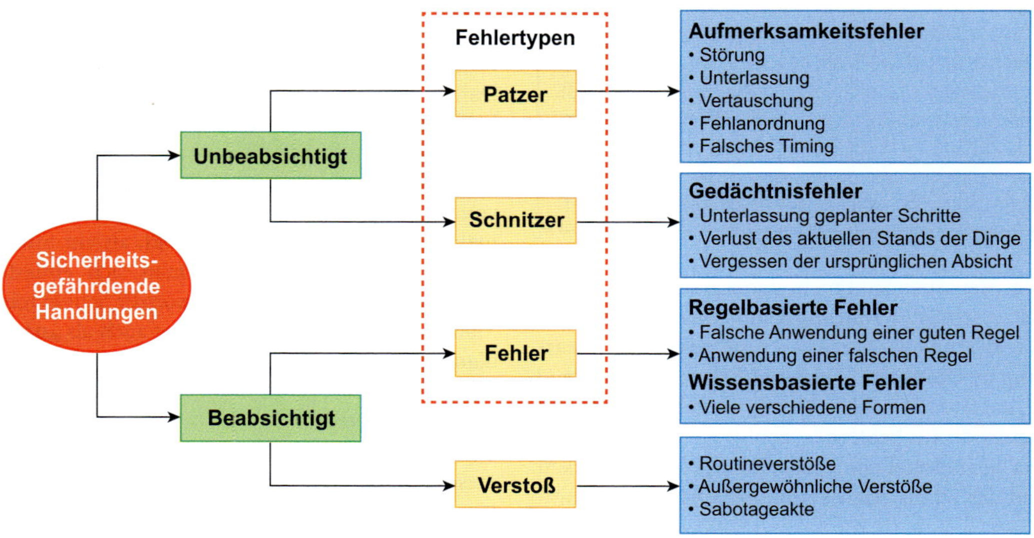

Abb. 3.1 Fehlerklassifikation (nach St. Pierre 2014) [G1030] [L143]

Im Anschluss kehrt der Assistenzarzt zum Patienten zurück und zieht den Inhalt der Ampulle in seiner Hand auf und appliziert 25.000 IE Heparin. Dabei fällt ihm auf, dass sich der Konus der Spritze nur schwer vorschieben lässt. Auch der Arm ist deutlich livide verfärbt. Er löst den Stauschlauch und injiziert das Heparin.

Aktive Fehler werden von Personen begangen, die an der direkten Patientenversorgung beteiligt sind. Reason (Reason 1990) bezeichnete dies als **„scharfes Ende einer Organisation“.** Denn an der Arzt-Patienten-Schnittstelle haben aktive Fehler einen direkten sichtbaren Effekt und Konsequenzen. Sie lösen Zwischenfälle oder Unfälle aus und werden dann häufig als „Behandlungsfehler“ bezeichnet.

Da aktive Fehler durch ihre Konsequenzen gut sichtbar sind, können sie leicht auf eine Person zurückgeführt werden. Dies führt häufig zur Sanktionierung eines Einzelnen, mit einem großen öffentlichen Interesse und zu einem nicht akzeptablen „name, blame, shame“. Sicher sind dir aus diversen Presseartikeln Schlagzeilen wie z. B. „Ärztepfusch – Warum die Zahl der Behandlungsfehler steigt“ (Die Welt 2015) bekannt.

Der oben genannte Fall ist mit Absicht ein wenig überspitzt dargestellt. Trotzdem ist er gut auf reale Situationen in der Notaufnahme übertragbar.

Die Pflegekraft vergisst, den Stauschlauch nach erfolgter Blutentnahme zu lösen. Sie vergisst damit eine einzelne, wesentliche Tätigkeit im Rahmen der durchgeführten Maßnahme. Es handelt sich hierbei um aktives Versagen, einen sog. **Aussetzer (Lapse).**

Aufgrund einer Ablenkung durch den Notarzt und der damit situativen Überforderung greift der Assistenzarzt zur falschen Ampulle. Hierbei handelt es sich um einen sog. **Ausrutscher (Slip),** der infolgedessen zu einem aktiven Fehler führt, da er eine falsche Arzneimitteldosis verabreicht.

3.1.2 Latente Fehler

Aus der Praxis

Lisa hol' schon mal den Koffer!

Während Umbaumaßnahmen auf der geriatrischen Station wurde das Untersuchungszimmer auf Anweisung der Pflegedienstleitung an einem Montagmorgen durch den Hausmeisterdienst leergeräumt. Es sollte ab sofort als Lagerraum dienen. Bisher war der Notfallkoffer der Station unter der Untersuchungsliege des Untersuchungs- und Aufnahmezimmers platziert. Der Hausmeister deponierte den Koffer im Rahmen der Umbaumaßnahmen schließlich im Arztzimmer, da er der Meinung war, dass der Koffer mit der Aufschrift „Arztkoffer" dort am besten aufgehoben sei.

Am Dienstagmorgen, vor Beginn der Frühbesprechung, kam es zu einem Notfall in einem Patientenzimmer. Frau Schmitz war im Bad gestürzt. Die Stationsleitung war als Erste vor Ort und begann unverzüglich mit Wiederbelebungsmaßnahmen. Sie wies eine Pflegeschülerin an, den Notfallkoffer zu holen und das hausinterne Notfallteam zu verständigen: *„Lisa hol' schnell den Notfallkoffer."* Doch der Koffer stand nicht an dem gewohnten Ort, der Lisa im Rahmen ihrer Einarbeitung gezeigt worden war. Lisa wurde nervös und ging schließlich ohne Koffer zurück zum Notfall. Gott sei Dank war das Notfallteam mit seiner Notfallausrüstung schon vor Ort.

Latente Fehler lösen den unmittelbaren Schaden selten direkt aus, aber latente Fehler sind der Nährboden, der einen Schaden erst möglich macht.

Hierbei handelt es sich um patientensicherheitsrelevante Entscheidungen fernab der direkten und akuten Patientenversorgung. Nicht selten werden entsprechende Entscheidungen von Personen getroffen, die grundsätzlich nicht an der Patientenversorgung beteiligt sind (z. B. Klinikmanagement), also am **„stumpfen Ende der Organisation“.** Entsprechende Entscheidungen können sogar mehrere Jahre zuvor getroffen worden sein.

Je komplexer das System, umso höher die Wahrscheinlichkeit des Bestehens zahlreicher latenter Fehler, zumal Entscheidungsträger am stumpfen Ende häufig gar nicht die Auswirkung ihrer Entscheidung auf die Patientensicherheit abschätzen können. In Kombination miteinander oder mit aktiven Fehlern können sie die Patientensicherheit stark gefährden.

Latente Fehler können folgende Bereiche einer medizinischen Organisation betreffen:

- Strukturen
- Prozesse
- Ressourcen (► Kap. 9)

3.1.3 Ausführungsfehler

Hierbei besteht zwar eine angemessene Planung einer Handlung, die Ausführung der Handlung weicht jedoch vom Plan ab und führt zu einem Misserfolg. Ausführungsfehler sind somit meist fertigkeitsbedingt. Je nach Ursache des Ausführungsfehlers kann man weiter unterscheiden in:

- **Aufmerksamkeitsfehler:** v. a. beim Ausführen automatisierter Handlungen in gewohnter Umgebung; i. d. R. gut beobachtbar.
- **Gedächtnisfehler:** Teile von geplanten Arbeitsabläufen falsch erinnerlich; schlecht beobachtbar.

Ausführungsfehler passieren zum Beispiel durch Ablenkung. Wie so etwas im Alltag passieren kann, lernst du anhand des Beispiels aus der Praxis „Bitte nicht stören!" in ► Kap. 4.2.1.

3.1.4 Planungsfehler

Aus der Praxis

Wenn Kochsalz gefährlich wird

Ein Kollege berichtete mir von einem Fall, der ihm in seinem PJ vor vielen Jahren passiert war.

Während seiner Tätigkeit auf der Intensivstation wurde er gebeten, ein Antibiotikum zu verabreichen. Da auf der Station viel zu tun war, bat ihn die Pflegekraft das Antibiotikum selbstständig vorzubereiten und im Anschluss einen Venenzugang zu legen und das Antibiotikum direkt zu verabreichen (Penicillin G).

Er löste das Pulver gewissenhaft und mit dem Glauben alles richtig zu machen, mit 100 ml einer NaCl-0,9 %-Lösung auf.

Als die Stationsschwester bemerkte, dass der PJ-Studierende das falsche Lösungsmittel zur Infusionsvorbereitung nutzte, wies sie ihn darauf hin, dass er es mit Aqua dest. oder Glukose 5-prozentig machen muss.

Hierbei wird der Fehler schon in der Handlungsplanung begangen. Bereits der Plan ist ungeeignet, um das aktuelle Problem zu lösen. Ist dir die Situation bekannt, so besteht der Plan für dich im Befolgen einer Regel. Fehler entstehen dann, wenn du

1. **eine gute Regel falsch anwendest:** Du hast z. B. Begleitumstände übersehen, welche die Anwendung einer anderen Regel rechtfertigen.
2. **eine falsche Regel anwendest:** Du schätzt die Situation falsch ein oder hast eine falsche Vorgehensweise gelernt.
3. **eine gute Regel nicht anwendest:** Du kennst die entsprechende Regel nicht oder kannst dich nicht rechtzeitig an sie erinnern.

Für den Fall, dass es keine Regel gibt oder sie dir nicht einfällt, musst du auf dein Wissen zurückgreifen und improvisieren. Du musst ein Problem lösen (Problemlösung).

Planungsfehler können somit regel- oder wissensbasiert sein. Sie fallen meist sehr spät auf, nämlich dann, wenn das gewünschte Ziel verfehlt wird.

Fehler können zu einem unerwünschten Ereignis führen. In diesem Fall ist das unerwünschte Ereignis/der unerwünschte Zwischenfall meist vermeidbar. Kommt es aufgrund eines unerwünschten Ereignisses zu einer Schädigung oder sogar zum Tod eines Patienten, so spricht man von **Unfall.**

Für das Verständnis sind folgende Definitionen von Bedeutung (nach Schrappe 2018):

- **Unerwünschtes Ereignis** (Adverse Event): *„Ein schädliches Vorkommnis, das eher auf der Behandlung denn auf der Erkrankung beruht. Es kann vermeidbar oder unvermeidbar sein."*
- **Kritisches Ereignis/Zwischenfall** (Critical Incident): *„Ein Ereignis, das zu einem unerwünschten Ereignis führen könnte oder dessen Wahrscheinlichkeit deutlich erhöht."*

Selten ist ein Fehler allein ursächlich für eine Zwischenfall oder sogar Unfall. Sie sind vielmehr Folge eines Zusammenspiels von latenten und aktiven Fehlern, psychologischen Vorläufern und atypischen Bedingungen, die i. R. einer **Fehlerkette** zu einem Unfall mit Folgen führen können.

Diese Fehlerkette ist letztlich Folge einer Kombination aus systemischen Mängeln und fehlerhaften/unsicheren menschlichen Handlungen. Ein auf diesem Weg entstandener Schaden ist demnach keine reine Verkettung unglücklicher Umstände und bedeutet keinen machtlosen Schicksalsschlag.

Diese Theorie lässt sich gut mit dem „Käsescheibenmodell" von James Reason verdeutlichen (► Abb. 3.2).

Funktionieren die Abwehrmechanismen ordnungsgemäß, kommt es nicht zu einem Schaden. Man spricht dann von einem **„Beinahe-Schaden"** (Near Miss). Einen Beinahe-Fehler hingegen gibt es nicht.

Merke

1. Nicht jedes unerwünschte Ereignis ist ein Fehler!
2. Nicht jedes Ereignis ist vermeidbar!
3. Nicht jedes Ereignis oder jeder Fehler führen zwangsläufig zu einem Schaden!
4. Ein Schaden muss nicht dauerhaft sein!

Kommen wir an dieser Stelle noch einmal auf das Zitat von Seneca am Anfang des Kapitels zurück. Du erinnerst dich?

Das weit bekannte Zitat des Philosophen wird allerdings meist ohne den wesentlichen zweiten

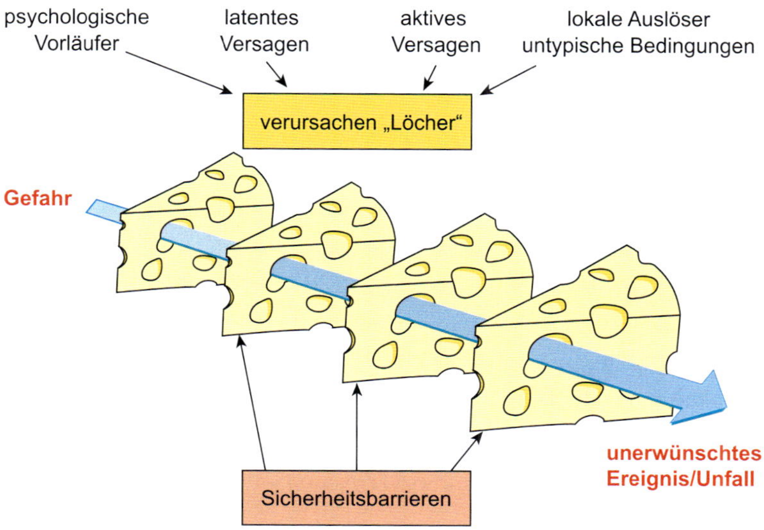

Abb. 3.2 Schweizer-Käse-Modell (nach Reason 1990) [L138] [L143]

Halbsatz zitiert, welcher wie folgt lautet: *„Errare humanum est, sed in errare perseverare diabolicum."* Was so viel bedeutet wie: *„Irren ist menschlich, aber auf Irrtümern zu bestehen, ist teuflisch."* Seneca hat somit nicht nur Fehler als unvermeidbar eingestuft, sondern er hat auch den richtigen Umgang mit Fehlern postuliert. Die Bedeutung eines Fehlermanagements hat er also bereits vor 2000 Jahren erkannt.

LITERATUR

Miller GA, Galanter E, Pribram KH: Plans and the Structure of Behavior. 1960: 59 ff.

Reason J: Human Error. Cambridge: Cambridge University Press, 1990

Schrappe M: APS-Weißbuch Patientensicherheit. Aktionsbündnis Patientensicherheit e.V. (Hrsg.). Berlin 2018

St. Pierre M, Hofinger G: Fehler und Fehlerursachen. In: Human Factors und Patientensicherheit in der Akutmedizin. Berlin, Heidelberg: Springer, 2014

www.aps-ev.de/glossar

www.welt.de/gesundheit/article142858007/Warum-die-Zahl-der-Behandlungsfehler-steigt.html

3.2 Fehlerbegünstigende Faktoren und Situationen

Ursächlich für die Entstehung von Zwischenfällen in der Medizin sind in ca.70 % sog. Humanfaktoren (HF, menschlicher Faktor/Einflussgröße).

Humanfaktoren können jedoch nicht nur Fehler begünstigen, sondern ebenfalls zur Fehlervermeidung beitragen. ▸ Tab. 3.1 soll dir die Vor- und Nachteile menschlichen Handelns genauer aufzeigen.

Humanfaktoren sind *„physische, psychische, kognitive und soziale Eigenschaften von Menschen, welche die Interaktion mit der Umgebung und mit sozialen bzw. technischen Systemen beeinflussen"* (St. Pierre 2014). Im Fokus der HF steht also das menschliche Leis-

Tab. 3.1 Vor-und Nachteile menschlichen Handelns im Vergleich zu Maschinen (nach WHO 2012)

Nachteile menschlichen Handelns	Vorteile menschlichen Handelns
• Unberechenbarkeit • Unzuverlässigkeit • Informationsverarbeitung begrenzt • Merkfähigkeit begrenzt • Ablenkbarkeit bei Störungen hoch (Konzentrationsverlust)	• Hohe Leistungsfähigkeit • Hohe Flexibilität • Gute Filterfunktion • Hohe Intelligenz • Hohe Ablenkbarkeit (situationsgerechte dynamische Entscheidungen)

Tab. 3.2 Fehlerbegünstigende Faktoren und Situationen (nach WHO 2012)

Fehlerbegünstigende Situationen	Fehlerbegünstigende Faktoren
• Unbekannte, neue Aufgaben insbesondere bei fehlender oder unzureichender Supervision • Unerfahrenheit • Zeitdruck • Fehlende Kontrollen • Mangelhafte Mensch-Maschinen-Interaktionen	• Eingeschränkte Gedächtnisleistung • Müdigkeit • Stress • Hunger • Krankheit • Sprachbarrieren • Kulturelle Faktoren • Gefährliches Verhalten

tungsvermögen, seine Grenzen und die menschliche Fehlbarkeit.

Fehlerbegünstigend durch Beeinflussung des Leistungsvermögens können sowohl individuelle Faktoren, als auch Situationen sein. ► Tab. 3.2 gibt dir einen Überblick.

LITERATUR

St. Pierre M, Hofinger G: Human Factors und Patientensicherheit in der Akutmedizin. 3. A. Berlin, Heidelberg: Springer, 2014

World Health Organization (WHO): Patient Safety. Why applying human factors is important for patient safety. Course Handout 2012

3.3 Persönliches Defizit oder Systemversagen?

„Die ausführenden Personen sind weniger die Anstifter eines Zwischenfalls als vielmehr die Erben von Systemmängeln."

(Kohn 2000)

Wie kommt es letztendlich zu Unfällen? Ist es der Fehler einer einzelnen Person? Lässt sich das Ereignis, das zu einem Schaden geführt hat, auf ein persönliches Defizit (z. B. mangelnde Motivation, fehlendes Fachwissen, falsche Handlung etc.) zurückführen?

Betrachtet man einen Zwischenfall aus der **personenbezogenen Perspektive,** lässt sich mit Sicherheit eine verursachende Person identifizieren und für einen aktiven Fehler haftbar machen. Es folgen Sanktionen und die Person wird im schlimmsten Fall aus dem System entfernt.

Eine öffentliche Belehrung und Bloßstellung in den Medien (name, blame, shame) ist in vielen Wirtschaftsbereichen und auch in der Medizin eine nahezu selbstverständliche Haltung: *„Dafür muss doch jemand verantwortlich gemacht werden."* Diese Aussage hört man nur zu oft. Sowohl juristisch als auch von der Bevölkerung wird diese Haltung größtenteils gefördert und gefordert. Doch versteckt sich in dieser Haltung insgeheim die Annahme, dass gewissenhafte und kompetente Ärzte keine Fehler machen, was – wie wir bereits zuvor gelernt haben – eine utopische Vorstellung und Illusion ist. Doch wieso brauchen wir eigentlich immer einen Schuldigen? Den Schuldigen zu suchen entlastet und man denkt, der Sache wäre damit genüge getan.

„Im Nachhinein ist man immer schlauer." Dieser Satz beschreibt das Dilemma der Bewertung von Fehlern ziemlich treffend. Blicken wir nach einem bereits erfolgten Zwischenfall zur Analyse zurück auf die entsprechende Situation, so wird unsere Sichtweise insbesondere von zwei Fehlern verzerrt:

1. Attributionsfehler
2. Rückschaufehler

3.3.1 Attributionsfehler

Die rückwirkende Betrachtung von Fehlern anderer erfolgt meist nach dem Ursache-Wirkungsprinzip. Du weißt bestimmte Ursachen unbewusst Verhaltensweisen und Ergebnissen zu **(Attribution).** Was dir in diesem Moment jedoch fehlt, sind detaillierte Informationen zu den äußeren Einflüssen und der Situation. Aus diesem Grund neigen Menschen, die ein Ereignis rückschauend bewerten, dazu, die Ursache für ein bestimmtes Verhalten im Individuum zu suchen. Man bezeichnet dies als **internale Attribution.**

Im Gegenzug würde eine involvierte Person wahrscheinlich dazu tendieren, das eigene Verhalten durch äußere Einflüsse oder die Situation zu erklären. Man nennt dies **externale Attribution.**

Die fehlende Berücksichtigung der situativen Umstände und damit deren Unterschätzung bei der

Beurteilung von Handlungen bezeichnete Ross (Ross 1977) als **fundamentalen Attributionsfehler.** Versuch der Erklärung einer Kausalität: Die einfachste Kausalität wird angenommen. Aber nicht der einzige Grund.

3.3.2 Rückschaufehler

Als Handelnder in einer Situation wirst du, insbesondere in Notfallsituationen, mit zahlreichen Informationen, dynamischen Entwicklungen und Entscheidungen konfrontiert, deren weitere Entwicklung und Tragweite du zum Zeitpunkt deiner Entscheidungen prospektiv nicht überblicken kannst.
Die beobachtende Person hat jedoch den Vorteil, dass sie sowohl den Ausgang der Situation als auch die Konsequenzen (positiv oder negativ) deiner Entscheidungen bereits kennt. Diese Tatsache beeinflusst deine Bewertung maßgeblich. Entscheidungen, die du in einer Situation auf Grundlage vieler nicht eindeutiger Informationen und unter Stress, vielleicht sogar intuitiv getroffen hast, erscheinen dir in der Betrachterrolle retrospektiv als eindeutig und geradlinig. Hierbei gibt es demnach nur schwarz oder weiß, eins oder null. Situationsbezogene Bedingungen finden bei deiner Bewertung wenig oder gar keine Beachtung.
Auch das Outcome eines Zwischenfalls beeinflusst die retrospektive Bewertung einer Situation. Allein das Wissen um einen Patientenschaden macht es der beobachtenden Person schwer, Handlungen des Akteurs positiv zu Bewerten. Es besteht die Gefahr, dass sich der Fokus in Richtung „scharfes Ende" verschiebt und latente Bedingungen weniger Beachtung finden.
Dies bedeutet, dass sich die grundsätzliche Wahrnehmung einer Situation zwischen Handelndem und Betrachter deutlich unterscheidet. Ein Beobachter hat insbesondere folgende Vorteile:

1. Er ist nicht betroffen, sondern neutraler Beobachter am „Spielfeldrand".
2. Er kennt den unerwünschten Ausgang der Situation.
3. Er kann die gesamte Situation bis zum Beginn rückwirkend und in Ruhe betrachten und kritische Ereignisse identifizieren, die zum unerwünschten Ereignis beigetragen haben.

Die rein personenbezogene Perspektive führt i. d. R. nicht zur Vermeidung zukünftiger Fehler, da sie die Systemkriterien nicht erkennt.
Anstatt zu sagen, was hätte gemacht werden sollen, ist es sinnvoller herauszufinden, wie es überhaupt zu dem Fehler kommen konnte. Denn nur so kann er zukünftig auch erkannt und verhindert werden.
Wie kannst du eine personenbezogene Fehlerbewertung erkennen?

- Die beobachtende Person drückt ihr Unverständnis und Entsetzen über Handlungen der betroffenen Person aus.
- Handlungen werden verurteilt. Sie werden persönlichen Defiziten zugeschrieben (z. B. Fahrlässigkeit, Unachtsamkeit, Unverantwortlichkeit etc.)
- Die beobachtende Person spricht überwiegend im Konjunktiv (z. B. man hätte ..., es wäre besser gewesen ...)

Merke

Eine rein personenbezogene Fehlersicht erklärt gar nichts und liefert keine Antworten zur Entstehung und Entwicklung eines Zwischenfalls!

Was kann man nun gegen eine derart festgefahrene und wenig zielführende Sichtweise tun?
“*You cannot change the human condition, but you can change conditions under which humans work.*”
(James Reason, brit. Psychologe)

Als Beobachter musst du dich aktiv gegen eine personenzentrierte Bewertung wehren und dir auf Grundlage aller dir zur Verfügung stehenden Informationen folgende Fragen stellen:

- Wie könnte die Situation für die Betroffenen zum damaligen Zeitpunkt ausgesehen haben?
- Welche Umgebungs- und persönlichen Faktoren könnten die Betroffenen in ihrer Entscheidungsfindung beeinflusst haben?
- Welche Hinweise und Informationen standen den Betroffenen zu welchem Zeitpunkt zur Verfügung?
- Welche Bewertung könnten die Betroffenen auf dieser Grundlage getroffen haben und welche Ziele verfolgten sie zu diesem Zeitpunkt ohne die Kenntnis über das Ergebnis?
- Könnten die getroffenen Entscheidungen für andere in der gleichen Situation ebenfalls sinnvoll erscheinen und sich eine derartige Handlung wiederholen?

Diese Art der Fehlerbewertung bezeichnet man als **systematische Perspektive.** Sie lässt keinesfalls personenbezogene aktive Fehler außen vor, sondern hinterfragt zusätzlich die systemischen Einflüsse auf die Fehlerentstehung, mit dem Ziel zukünftig ähnliche Ereignisse zu vermeiden. Sanktionen eines

Einzelnen bei groben Verstößen sind somit nicht ausgeschlossen.

Der Begriff der **gerechten Kultur** versucht, eine Balance in der Betrachtung zwischen individueller und organisatorischer Verantwortung bei der Beurteilung von Ereignissen herzustellen und wird als erstrebenswertes zukünftiges Ziel in ► Kap. 9.3 näher beschrieben.

Merke

Safety Culture *(nach Sidney Dekker, niederl. Patientensicherheitsforscher und Pilot). "Culture that allows the boss to hear bad news."*

LITERATUR

Kohn LT, Corrigan JM, Donaldson MS; Institute of Medicine (US) Committee on Quality of Health Care in America: To err is human: building a safer health system. Washington: National Academies Press, 2000

Ross Lee: The intuitive psychologist and his shortcomings: Distortions in the attribution process. In: Berkowitz L (Hrsg.), Advances in Experimental Social Psychology. New York: Academic Press, 1977: 174–220

Andreas Fidrich

04 Ich sage was, das du nicht hörst – Herausforderung Kommunikation

Aus der Praxis

Die Schilddrüsenhormone liegen schwer im Magen

Gemäß Fachinformationen sollen Schilddrüsenhormonpräparate (z. B. L-Thyroxin) auf nüchternen Magen, am besten 30 Minuten vor dem Frühstück, eingenommen werden.
Zu Beginn meiner Tätigkeit in der Geriatrie ereignete sich folgender Fall:
Eines Morgens, kurz vor der Visite, gab eine 84-jährige Patientin, die sich aufgrund einer Hüft-OP in der geriatrischen Frühreha (GFK) befand, retrosternale Schmerzen an. Zudem hatte sie Probleme, das Frühstück zu schlucken und bereits zweimal blutig tangierten Husten. Nach einer ausführlichen Notfalldiagnostik konnten wir schließlich herausfinden, dass die Patientin ihre Schilddrüsenmedikation samt Blister eingenommen hatte (▶ Abb. 4.1). Das Medikament wurde der Patientin mit Blister im Medikamentenbecher und mit folgenden Worten übergeben: *„Nehmen Sie das Medikament bitte um 6 Uhr.“* Mittels Gastroskopie konnte der Blister ohne Folgen entfernt werden.
Ein Einzelfall? Weit gefehlt!
www.bayerisches-aerzteblatt.de/fileadmin/aerzteblatt/ausgaben/2020/07/einzelpdf/BAB_7_8_2020_317.pdf

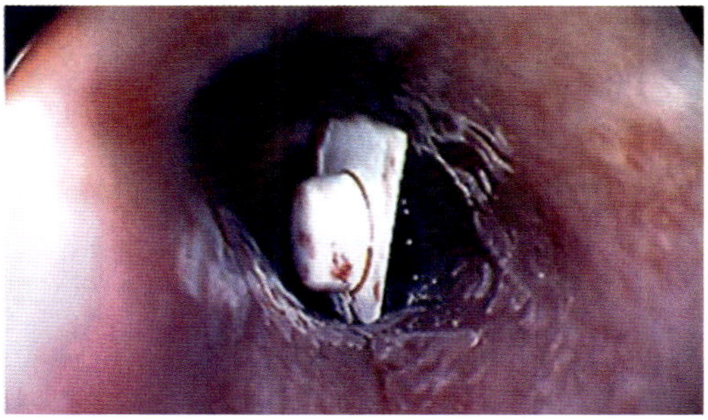

Abb. 4.1 Verschlucktes Medikamentenblister [M737]

„Es ist nicht entscheidend, was ich sage, sondern was der andere hört.“

(Vera F. Birkenbihl)

Der **Arzt als Kommunikator** (Communicator). So lautet eine der sechs Kernkompetenzen des bereits vor 20 Jahren initiierten Rollenbildes (CanMEDS-Framework) des medizinischen Experten (Medical Expert) der Canadian Medical Education Directives for Specialists.

Kommunikation ist Grundlage und Schlüsselelement jeder zwischenmenschlichen Interaktion. Sie ist eine deiner wichtigsten Sozialkompetenzen und ein wesentlicher Bestandteil aller medizinischen Handlungsabläufe. Sie entscheidet über die Effektivität deiner medizinischen Maßnahmen und Handlungen.

Eine gelungene Kommunikation kann Abläufe verbessern und beschleunigen, eine fehlerhafte Kommunikation kann sie beeinträchtigen und zu einer Gefährdung der Patientensicherheit und letzten Endes auch deiner Sicherheit führen. Vor allem an Schnittstellen und in Notfallsituationen ist die interprofessionelle Kommunikation anfällig für Störfaktoren. Aus Hochrisikobereichen (High-Reliability Organisations, HRO), wie z. B. der Luftfahrt, ist bekannt, dass die Mehrzahl (ca. 70 %) der Zwischenfälle auf menschliches Versagen, explizit Kommunikationsfehler, zurückzuführen ist (Jones 2003).

Auch die aus der Luftfahrt ins Gesundheitswesen übertragenen Berichts- und Lernsysteme (Critical Incident Reporting Systems, CIRS), zeigen einen hohen Anteil an Beinaheschäden, die auf unzureichende Kommunikation zurückzuführen sind (zur genauen Funktionsweise von CIRS ▶ Kap. 8.2).

So zeigt eine Auswertung des Portals www.CIRSmedical.de (Stand 12/2016), aus insgesamt 5265 CIRS-Meldungen, dass 840 verwertbare Fälle (16 %) den Faktor Kommunikation im Rahmen der Patientenversorgung betrafen, die in ▶ Tab. 4.1 noch einmal genauer aufgeschlüsselt sind.

Betrachtest du die Auswertung, so stellst du fest, dass die personenbezogenen Kommunikationsfehler deutlich überwiegen. Dies liegt v. a. daran, dass Kommunikation stark beziehungsgesteuert ist. Beziehungen der Kommunikationspartner untereinander sind maßgebend für Erfolg oder Misserfolg einer Kommunikation. Beziehungen müssen gepflegt werden und bedürfen einer kontinuierlichen

Tab. 4.1 Kommunikationsfehler und Kontext (nach Twendt 2016)

Fehlerbeschreibung	Fälle	[%]
1 Unzureichende Kommunikation	**424**	**50,50**
1.1 Personenbezogene Kommunikationsfehler	296	35,20
1.1.1 Unzureichende Kommunikation im Team	166	19,70
1.1.2 Unzureichende interdisziplinäre Kommunikation	57	6,80
1.1.3 Unzureichende Kommunikation mit Patienten und Angehörigen	57	6,80
1.1.4 Unzureichende Kommunikation mit Externen	16	1,90
1.2 Ablaufbezogene Kommunikationsfehler	128	15,20
1.2.1 Abweichen vom Standard ohne Absprache	66	7,90
1.2.2 Fehlinformation (widersprüchlich/unvollständig/verzögert)	44	5,20
1.2.3 Missverständnis (Info nicht verstanden/mitbekommen, Verwendung von Abkürzungen)	14	1,60
1.2.4 Vermehrte Kommunikation verursacht Störung	4	0,50
2 Unzureichende Kommunikation bei Aufgaben/Prozessschritten	**400**	**47,60**
2.1 Patientennahe Aufgaben/Prozesse	227	27,00
2.1.1 Kommunikation zu Medikationsvorbereitung und -gabe	93	11,10
2.1.2 Übergabe	40	4,80
2.1.3 OP-Vorbereitung	29	3,50
2.1.4 Patientenidentifikation	28	3,30
2.1.5 Anwendung von Medizinprodukten/Geräten/Materialien	23	2,70
2.1.6 Patientenlagerung	14	1,60
2.2 Patientenferne Aufgaben/Prozesse	173	20,60
2.2.1 Unzureichende schriftliche Informationen	77	9,20
2.2.2 Unzureichende Beachtung schriftlicher Informationen	40	4,80
2.2.3 Unzureichende Kommunikation zu Schulungsbedarf/von Innovationen	40	4,80
2.2.4 Unzureichende Kommunikation zu Personalbesetzung	12	1,40
2.2.5 Unzureichende Kommunikation zu planbaren Störungen/Ausfällen	2	0,20
2.2.6 Unzureichender Datenschutz	2	0,20

Beziehungsarbeit. Dies gilt auch für Arbeitsbeziehungen. Umso schwieriger gestaltet sich die Kommunikation in Notfall- oder Stresssituationen, in denen medizinische Teams häufig spontan und unbekannt zusammentreffen (sog. Ad-hoc-Teams). In Bezug auf den hausärztlich tätigen Kollegen bedeutet dies, dass er aufgrund der erlebten Anamnese gegenüber dem klinisch tätigen Kollegen in den meisten Fällen einen Vorteil hat. Er konnte über Monate, Jahre oder sogar Jahrzehnte eine Arzt-Patienten-Beziehung aufbauen, wohingegen Patienten in der stationären Versorgung in den meisten Fällen nur akutversorgt und dann zeitnah entlassen werden (ausgenommen z. B. Langzeittherapien bei onkologischen Patienten).

Auch das Team einer Arztpraxis wird deutlich seltener ausgetauscht als das Team in einer Klinik. So kommt es allenfalls beim Kontakt mit dem Rettungsdienst zu einer kurzfristigen Bildung eines Ad-hoc-Teams, das sich i. d. R. schnell wieder auflöst. Aus diesem Grund wir dem Aspekt der Kommunikation in der Patientenversorgung und in der medizinischen Ausbildung eine zunehmende Bedeutung beigemessen.

LITERATUR

Jones K: Miscommunication between pilots and air traffic control. Lang Probl Lang Plan. 2003; 27(3): 233–248

www.aps-ev.de/wp-content/uploads/2016/11/04-Trewendt.pdf

www.canmeds.royalcollege.ca

4.1 Grundlagen der Kommunikation

Anhand einiger ausgewählter Kommunikationsmodelle und -theorien möchten wir dir die Vorgänge der Kommunikation näherbringen. Die entsprechenden Grundkenntnisse sind insbesondere von Bedeutung, damit du zwischen einer fehlerhaften und einer gelungenen Kommunikation differenzieren und Fallstricke identifizieren kannst. Diese Kenntnisse kannst du dann nutzen, um in deinem Alltag die Sicherheit deiner Patienten und letztlich auch deine eigene Sicherheit zu erhöhen.

Grundsätzlich kann Kommunikation auf drei Ebenen stattfinden.

1. **Verbal** (Gesprochenes)
2. **Nonverbal** (Gestik und Mimik; setzt Augenkontakt voraus!)
3. **Paraverbal** (Tonfall, Sprechtempo, Lautstärke)

In den meisten Fällen wirst du dich, je nach Kommunikationskanal (Gespräch, E-Mail etc.), mehrerer Kommunikationsebenen bedienen. In einem persönlichen Gespräch (vis-à-vis) wirst du v. a. die nonverbale Ebene nutzen, um dein Gesprochenes mit Gestik zu untermalen. Bei einem Telefongespräch kannst du dich aufgrund des fehlenden Sichtkontakts der nonverbalen Ebene nicht bedienen, im Fall einer Videosprechstunde nur eingeschränkt. Die paraverbale Ebene bekommt somit eine zunehmende Bedeutung.

Schwieriger wird es schließlich, wenn du schriftlich kommunizierst. Aufgrund der fehlenden verbalen und nonverbalen Ebene kommt es häufig zu Missverständnissen, die du auch aufgrund des fehlenden persönlichen Kontakts nicht unverzüglich klarstellen kannst. Aus diesem Grund eignet sich die Schriftform insbesondere zur informellen Kommunikation (reine Informationsübermittlung). Deine Informationen sollten klar und unmissverständlich sein.

Aus der Praxis

Kommunikationskiller Chat

Es findet immer mehr Kommunikation über Chatprogramme statt. Mittlerweile sind auch einige datenschutzsichere Programme für medizinische Zwecke auf dem Markt. Während meiner Weiterbildungszeit in der Klinik und auf der Intensivstation erfolgte auch die Kommunikation mit dem Bereitschaftsoberarzt häufig über einen Chat oder Sprachnachrichten.

Während eines Nachtdienstes auf der Intensivstation kam es zu folgender Situation:

Um ca. 22 Uhr sprach mich die Pflegekraft an, dass ein beatmeter Patient plötzlich nicht mehr gut mit dem Beatmungsgerät zu beatmen war. Ich untersuchte den Patienten und passte die Beatmungsparameter wiederholt an. Eine optimale Beatmung konnte ich jedoch nicht erreichen. Ich kam zu dem Schluss, dass es sinnvoll wäre den Patienten mit einem anderen Endotrachealtubus zu intubieren („Umintubation"). Der Patient war stark adipös und ein Anästhesist war zur damaligen Zeit nachts nicht im Haus.

Ich schrieb meinem Oberarzt kurzerhand eine Chatnachricht, in der ich ihm schilderte, dass ich eine „Umintubation" für sinnvoll erachte. Als Antwort erhielt ich ein „Daumen-hoch-Emoticon". Also schritt ich zur Tat und intubierte den Patienten komplikationslos mit einem neuen Tubus.

Während der Visite am nächsten Morgen machte mir der Oberarzt deutlich, dass es von mir unverantwortlich gewesen wäre, den adipösen Patienten allein, ohne anwesenden erfahrenen Oberarzt oder Anästhesisten zu intubieren. Mit seiner Antwort auf meine Chatnachricht wollte er mir nicht das O. K., sondern nur seine Zustimmung zu meiner Idee geben, die er vor der Visite mit mir umsetzen wollte.

Glücklicherweise ging alles gut.

Im Folgenden möchten wir dir anhand zweier Kommunikationsmodelle die regelhaften und problematischen Aspekte der Kommunikation verständlich machen.

4.1.1 Sender-Empfänger-Modell (nach Shannon und Weaver 1949)

Das Kommunikationsmodell nach Shannon und Weaver beschreibt den Prozess der Kommunikati-

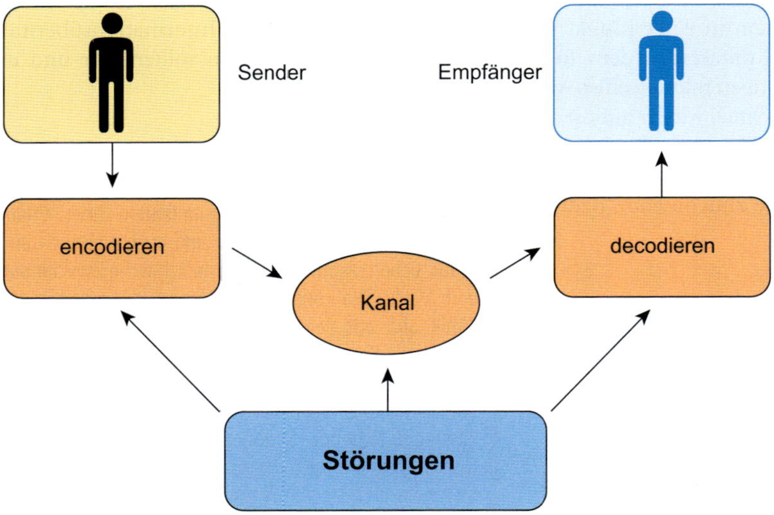

Abb. 4.2 Kommunikationsmodell (nach Shannon und Weaver 1949) [L143] [P508]

on anhand von Prinzipien der Nachrichtentechnik (► Abb. 4.2).

Als Sender einer Nachricht bist du in diesem Fall die Nachrichtenquelle. Du verschlüsselst die zu überbringende Nachricht. Du abstrahierst also deine Gedanken, Gefühle und Absichten auf die verschiedenen Ebenen der Kommunikation (verbal, nonverbal, paraverbal).

Die Übermittlung der Nachricht erfolgt über einen Kommunikationskanal. Sie kann auf verschiedenen Ebenen (s. o.) stattfinden.

Der Empfänger deiner Nachricht entschlüsselt sie. Er fügt die über die einzelnen Ebenen wahrgenommenen Informationen wieder zu einer für ihn sinnvollen Information zusammen. Auf den Prozess des Decodierens hast du an diesem Punkt keinen Einfluss mehr. Der Optimalfall ist die bestmögliche Übereinstimmung von Gesendetem und Empfangenem. Dies erreichst du am besten, wenn du eine Nachricht explizit formulierst. Formulierst du sie implizit, so kann es – wie in unserem Blisterfall zu Beginn des Kapitels – zu Fehlkommunikation kommen.

Merke

Explizit vs. implizit

- **Implizit:** Indem du implizit kommunizierst erwartest du, dass der Empfänger deiner Nachricht zwischen den Zeilen liest: *„Nehmen Sie das Medikament bitte um 6 Uhr."* impliziert, dass der Patient weiß, dass er das Medikament aus dem Blister nehmen und mit reichlich Flüssigkeit einnehmen muss. Doch was kann passieren, wenn der Patient dement, blind oder schwerhörig ist?
- **Explizit:** Besonders in risikoreichen Situationen kann eine explizite Formulierung Fehlkommunikation und Missverständnisse vermeiden: *„Nehmen Sie das Medikament bitte um 6 Uhr ein. Denken Sie daran, es zuvor aus dem Blister zu befreien und dann mit viel Flüssigkeit einzunehmen."* Schriftliche Kanäle (E-Mail, Chat, Brief) sind übrigens ebenfalls besser für explizite Kommunikation geeignet (s. „Kommunikationskiller Chat")

Der dynamische Abgleich der geäußerten Gedanken innerhalb einer Kommunikation, mit dem Ziel der gemeinsamen Verständnisfindung, wird auch als **transaktionale Kommunikation** bezeichnet. Mit welchen Techniken du das schaffen kannst, erfährst du in ► Kap. 4.4.

4.1.2 Die vier Seiten einer Nachricht (nach Schulz von Thun 2000)

Bei dem auch als „4-Ohren-Modell" bekannten psychologischen Kommunikationsmodell werden insbesondere die zwischenmenschlichen Vorgänge einer Kommunikation betrachtet. Vier Aspekte einer Botschaft werden unterschieden:

1. Sachinhalt
2. Selbstkundgabe

3. Beziehung
4. Appell

Doch ist die Bezeichnung als 4-Ohren Modell nicht ausreichend. Die vier Seiten einer Nachricht spielen sowohl bei der Encodierung als auch beim Decodierungsprozess eine Rolle.

Jede deiner Nachrichten enthält alle o. g. Aspekte mit unterschiedlicher Gewichtung. Die Gewichtung ist von diversen Faktoren abhängig (z. B. Laune/Stimmung, Situation, Position, u. v. m.). Einige kannst du aktiv beeinflussen.

Wie dein Gegenüber (Empfänger) deine Nachricht aufnimmt, wird dabei zusätzlich durch Störfaktoren beeinflusst, die auf den Kommunikationskanal einwirken und auf die wir im Folgenden eingehen.

LITERATUR

Shannon CE, Weaver W: A Mathematical Model of Communication. University of Illinois Press, Urbana 1949

Schulz von Thun F: Miteinander reden. Menschliche Kommunikation. Bern: Huber, 2000. www.aps-ev.de/wp-content/uploads/2016/11/04-Trewendt.pdf

Tewes R: „Wie bitte?" Kommunikation in Gesundheitsberufen. 2. aktual. A. Berlin, Heidelberg: Springer, 2010, 2015. doi:10.1007/978-3-662-46644-5

4.2 Störfaktoren der Kommunikation

Anhand der klassischen Kommunikationsmodelle lassen sich Verständigungsprobleme durch unterschiedliche Sprachen **(Code)** und durch Störeinflüsse von außen **(Rauschen)** gut erklären und nachvollziehen. Was allerdings nicht ausreichend erklär- und nachvollziehbar ist, sind individuelle interne und psychosoziale Störfaktoren und deren Einflüsse auf die Kommunikation.

4.2.1 Äußere Einflüsse

Störungen der Signalübertragung vom Sender zum Empfänger können durch zahlreiche externe Faktoren erfolgen.

- Laute Geräuschkulisse (Autobahn, Disco, Baustellenlärm)
- Sichtbehinderungen (bei nonverbaler Kommunikation)
- Störungen von außen (z. B. Telefonat)

Aus der Praxis

Bitte nicht stören!

In einer Hausarztpraxis behandelt Dr. B. eine 35-jährige Patientin aufgrund von Dysurie, Algurie und Unterbauchschmerzen. Der Urinstreifentest zeigt eine starke Leukozyturie. Dr. B. empfiehlt der Patientin nach körperlicher Untersuchung eine antibiotische Therapie aufgrund eines unkomplizierten Harnwegsinfekts. Plötzlich wird die Anamnese durch ein Telefonat mit einer der medizinischen Fachangestellten (MFA) unterbrochen, als er gerade fragen möchte: *„Haben Sie Allergien …"* Während Dr. B. telefoniert, stellt er zeitgleich ein Rezept aus. Nachdem Dr. B. das Telefonat beendet hat, überreicht er der Patientin das Rezept und verabschiedet sie. Kurz darauf klopft es erneut an der Tür: *„Entschuldigen Sie, Herr Doktor, kann ich das Antibiotikum vertragen? Ist es Penicillin? Ich bin allergisch."*

Zum Glück ist die Patientin noch einmal zurückgekommen. Das Telefon ist ein klassisches Beispiel für eine Störung der Kommunikation von außen. Die Patientin hat dich letztlich vor einem Fehler bewahrt (wie war das noch gleich mit „10 Jahre unfallfreiem Autofahren" in ▸ Kap. 3?).

Eine mögliche Lösung wäre, dass Telefon bei Visiten lautlos zu stellen oder ganz abzustellen. In der Praxis kann man Vereinbarungen treffen, dass

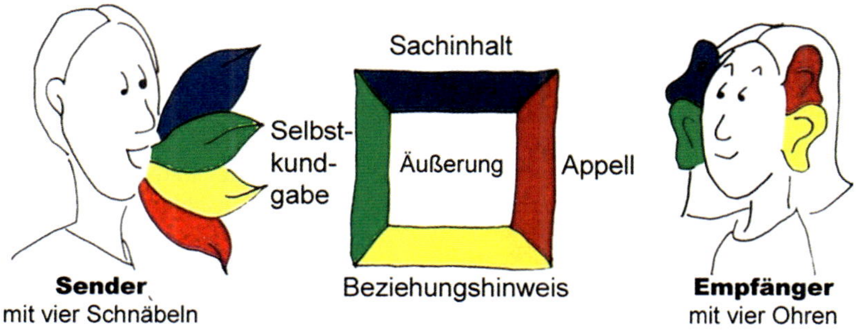

Abb. 4.3 Vier Seiten einer Nachricht (Schulz von Thun 2000) [T605]

keine Gespräche, außer im Notfall, während der Sprechstunde durchgestellt werden dürfen.

Aus der Praxis

Kann das bitte jemand ausschalten?!

Es ist Wochenende und du besetzt heute das NEF. Es macht dir nichts aus, denn es ist ein kalter und verregneter Herbsttag.
Um 9 Uhr läutet der Melder, die Meldung lautet: *„PKLEM – A40 Richtung Duisburg. Lkw beteiligt. 2 Personen. Polizei vor Ort."* Personen scheinen aufgrund eines Verkehrsunfalls mit einem Lkw eingeklemmt zu sein.
An der Einsatzstelle angekommen, verschaffst du dir schnell einen Überblick. Eine leicht verletzte Person. Der Fahrer ist an den Füßen eingeklemmt, sonst stabil. Zusammen mit dem Einsatzleiter der Feuerwehr versuchst du, die technische Rettung abzusprechen. Doch die Sichtverhältnisse sind sehr schlecht und der hohe Lärmpegel in Zusammenhang mit starkem Regen erschwert die Kommunikation auf allen Kanälen.

Dieser Fall soll dir zeigen, dass es auch Situationen geben kann, in denen du keine oder nur wenig Einfluss auf äußere Störfaktoren nehmen kannst. Du kannst weder das Wetter beeinflussen noch kannst du die Geräuschkulisse der Autobahn abstellen. Du weißt aber ja schon aus ▸ Kap. 3, dass atypische Bedingungen besonders fehlerträchtig sind.
Umso wichtiger ist es also, dass du dich in diesem Fall nicht nur auf einen Kommunikationskanal verlässt. Außerdem solltest du dich weiterer Methoden zur sicheren Kommunikation, insbesondere in Notfallsituationen bedienen (▸ Kap. 4.3).

Merke

Schaffe dir auch in ungünstigen Situationen stets möglichst optimale Umgebungsbedingungen.

4.2.2 Sprachbarriere

Als Sprachbarrieren fasst man alle Hindernisse der Kommunikation zusammen, die sprachlich bedingt sind. Sprachbarrieren können auf verschiedenen Ebenen bestehen. Im Wesentlichen lassen sich zwei Hauptebenen unterscheiden:

1. **Verständigungsprobleme**
   a) Schwerhörigkeit
   b) Andere (Mutter-)Sprache **(Code)**
   c) Ignoranz/Desinteresse
   d) Kein gemeinsamer Nenner
   e) Sprach-/Sprechbehinderungen (angeboren, nach Schlaganfall)
2. **Verständnisprobleme**
   a) Anderer soziokultureller Hintergrund (z. B. Immigranten)
   b) Mentale Retardierung
   c) Demenz
   d) Stattgehabter Schlaganfall

Sprechen du und dein Gegenüber nicht die gleiche Sprache, so ist Nichtverstehen vorprogrammiert. Der Code, den ihr nutzt, ist in diesem Fall nicht der gleiche. Wenn es sich bei der Sprachbarriere um einen Dialekt der gleichen Sprache handelt (z. B. Friesisch und Bairisch), dann kann es teilweise Überschneidungen eurer Codes geben. Die Verständigung ist dann eingeschränkt möglich.

4.2.2.1 Der ältere Patient

Bei Patienten mit Alzheimer-Demenz stehen häufig **semantische** Defizite als Ursache einer abweichenden Wortverarbeitung und von Wortabrufstörungen im Vordergrund. Ein komplexer Satzbau (Syntax) kann so schnell zu Verständnisproblemen führen, auch bei Patienten ohne demenzielle Erkrankung.
Bei schlechter werdender Gehörleistung (z. B. Presbyakusis = Altersschwerhörigkeit) spielt auch die **Phonetik** eine besondere Bedeutung. Schnelles Sprechen oder neurologische Störungen (z. B. nach einem Schlaganfall) können phonetische Störungen und somit Schwierigkeiten im Verständnis der Artikulation hervorrufen.
Vielen älteren Menschen fällt es sichtlich schwer, einen Arzt mit Mundschutz zu verstehen. Die Betrachtung des Mundes zur Interpretation der phonetischen Aussprache scheint eine besondere Bedeutung zu haben.

Cave

Trägst du einen Mundschutz, sprichst du sehr schnell und undeutlich und benutzt du zudem viele Fachtermini, so sind Verständnisprobleme vorprogrammiert.

4.2.2.2 Kultursensible Kommunikation

Laut statistischem Bundesamt lebten 2019 in Deutschland etwa 21,2 Mio. Menschen (rund 26 %) der Gesamtbevölkerung) mit einen Migrationshintergrund (DESTATIS 2020).

Aus der Praxis

Diagnostik vs. Sprachbarriere, Glaube und Tradition

Ein 78-jähriger Patient muslimischen Glaubens kommt mit seiner Tochter in die Sprechstunde zur Befundbesprechung eines CT des Abdomens. Der Patient wurde aufgrund einer großen, tastbaren Raumforderung des Abdomens durch den Kollegen an die Radiologie zur bildgebenden Diagnostik überwiesen.

Der Patient spricht kein Deutsch, sondern lediglich Kurdisch. Die Tochter ist zur Übersetzung des Gesprächs mitgekommen.

Die Befundbesprechung erfolgt überwiegend im Dialog mit der Tochter, die ihrem Vater nach jedem zweiten Satz auf Kurdisch übersetzt. Den Inhalt des Gesprächs zwischen Patient und Tochter kann der Kollege aufgrund der Sprachbarriere nicht nachvollziehen.

Nach ausführlicher Aufklärung über die infauste Krebsdiagnose des Patienten versichert sich der Kollege über das Verständnis. Die Tochter gibt an, alles verstanden und übersetzt zu haben.

Beim Verlassen des Raums geht der Patient voraus. Die Tochter bleibt zurück und gibt dem Kollegen zu verstehen, dass ihr Vater nicht über die schwerwiegende Diagnose aufgeklärt werden soll. Sie begründet es mit dem islamischen Glauben und ihrer kulturellen Tradition.

Dieser Fall stellt einen klassischen Fall eines interkulturellen Konflikts dar. Ich selbst habe eine derartige Situation bereits zweimal erlebt.

Durch ihren Glauben sehen sich einige Muslime verpflichtet, sich medizinisch behandeln zu lassen (Ilkilic 2002). Während meiner Tätigkeit auf der Intensivstation habe ich des Öfteren erlebt, dass auch bei infauster Prognose ein Therapieabbruch oder -verzicht mit dieser Begründung nicht akzeptiert wurde. Das ablehnende Verhalten gegenüber der Diagnosemitteilung lässt sich auch durch Angst begründen, die wahrscheinlich jeder Mensch unabhängig von Glauben und Herkunft hat. Die Angst vor der Art und Weise der Mitteilung sowie dem damit verbundenen anschließenden Umgang mit einer derart lebensverändernden Diagnose.

Zweifelsohne erschweren sprachliche und kulturelle Barrieren eine entsprechend verständliche und empathische Kommunikation. Die Angst der Angehörigen ist also nicht unbegründet.

Andere Kulturen haben mitunter andere Grundverständnisse von Krankheit und Gesundheit. Auch der Umgang mit dem Tod kann variieren. Während beispielsweise im Buddhismus eine Feuerbestattung üblich ist, so ist im Islam eine Einäscherung nicht erlaubt, zudem sollte der Verstorbene möglichst noch am selben Tag beerdigt werden.

Zahlreiche Vorurteile gegenüber ausländischen Patienten erschweren die Kommunikation ebenfalls. Vielleicht hast du in deiner Arbeit und/oder deinem Privatleben bereits Ähnliches erlebt oder bist sogar betroffen. Hier möchten wir nur drei häufige Vorurteile exemplarisch erwähnen:

- **Xenolekt:** Viele Menschen neigen dazu in eine spezielle Sprache zu verfallen, wenn ein Patient nicht akzentfrei Deutsch spricht. Sie sprechen plötzlich lauter und langsamer. Sie sprechen in Bruchstücken und informieren lückenhaft und oberflächlich.
- **Wehleidigkeit:** Aufgrund eines häufig anderen Grundverständnisses für Krankheit und Schmerz wird ausländischen Patienten häufig ein übermäßiges Schmerzempfinden zugeschrieben. Allerdings ist Schmerzempfinden rein subjektiv und ein Urteil darüber nicht gerechtfertigt. Begriffe wie z. B. „Morbus Bosporus" sind bedauerlicherweise seit Jahrzehnten etabliert und sollten unterbleiben.
- **Familientreffen:** Grundsätzlich werden Patienten als „schwierig" empfunden, die Angehörige mit in die Sprechstunde bringen. Die Begleitung von Großfamilien in Arztpraxen und Krankenhäusern erweckt bei vielen eine grundsätzlich negative Grundhaltung gegenüber den Patienten.

Eine derartige ethnische Kategorisierung und diskriminierende Entpersonifizierung kann die Patientensicherheit stark gefährden. Es besteht die Gefahr, dass wichtige Dinge übersehen oder überhört werden, v. a. nicht objektivierbare und soziokulturelle Sachverhalte der individuellen Krankheitstheorie.

Es ist also von immenser Bedeutung, dass du bereits in deiner universitären Laufbahn eine grundsätzliche **interkulturelle Kompetenz** erlangst.

4.2.3 Gemeinsamer Nenner

Ein bedeutender Fehler in der Kommunikation ist die Annahme, dass unser Gegenüber über die gleichen Gesprächsgrundlagen verfügt.

Eine gemeinsame Gesprächsgrundlage wird auch als **Common Ground** (Gemeinsamkeit, gemeinsamer Nenner) bezeichnet (Clark 1989, 1991).

Eine derartige Annahme kann allerdings fatale Folgen für die Kommunikation haben, da ein Common Ground keinesfalls selbstverständlich ist und durch zahlreiche Faktoren beeinflusst wird:

- Kognitive Fähigkeiten
- Wissensstand/Vorinformationen
- Sprachkenntnisse
- Herkunft
- Religion
- Persönliche Überzeugungen und Vorannahmen
- u. v. m.

Der folgende Fall zeigt, welche Missverständnisse entstehen können, wenn der Wissensstand oder die Vorinformationen der Gesprächspartner voneinander abweichen.

Aus der Praxis

Eine unangenehme Situation …

Eine ärztliche Kollegin **(A)** der Gastroenterologie berichtete über folgendes Gespräch zwei Tage nach einer ambulant durchgeführten Koloskopie. Die 56-jährige Patientin **(B)** stellte sich erneut in der gastroenterologischen Sprechstunde zur Befundbesprechung vor. Es ergab sich folgendes Gespräch:

A: „Frau Bauer, wie Sie ja wissen, haben wir einen großen Tumor im Dickdarm entfernt."

B: „Einen Tumor? Sie haben einen Tumor entfernt? Habe ich etwa Krebs?"

A: „Hat der Oberarzt Ihnen nach der Untersuchung nichts gesagt?"

B: „Äh, nein. Oder, ich weiß nicht genau."

Wie kannst du am besten herausfinden, ob eine gemeinsame Gesprächsgrundlage besteht und ob du Informationen deines Patienten richtig verstanden hast?

Fordere dein Gegenüber zum Erzählen auf! Dies kannst du wie folgt erreichen:

- **Stelle eine offene Frage,** die dir einen Eindruck über den Wissenshintergrund deines Gesprächspartners vermittelt!
- **Wiederhole und paraphrasiere Patientenäußerungen** und warte die Reaktionen deines Gesprächspartners ab. Häufig kannst du daraus wichtige Rückschlüsse ziehen.

Besteht kein gemeinsamer Nenner, so ist der wesentliche Bestandteil der Kommunikation das Einholen einer Rückmeldung des Gesprächspartners, um herauszufinden, welcher Inhalt der Nachricht ihn letztlich erreicht hat.

Hast du aufgrund einer unangemessenen Antwort oder Gestik den Verdacht eines fehlenden Common Ground oder eines Missverständnisses, so musst du dir Gewissheit verschaffen.

Du kannst deinen Gesprächspartner z. B. darum bitten, das von dir Gesagte mit eigenen Worten zu wiederholen und/oder gezielte Rückfragen zu seinem Verständnis stellen.

Gezielte Rückfragen im Sinne einer **Closed Loop Communication** sind eine bewährte Kommunikationsstrategie, um Missverständnisse zu vermeiden und einen eindeutigen Handlungsablauf zu gewährleisten. Dies gilt gleichsam für die Interprofessionelle Kommunikation als auch für deine Kommunikation mit Patienten und deren Angehörigen.

In ► Kap. 4.4 erfährst du mehr über die Merkmale einer gelungenen Kommunikation.

Merke

Rückfragen sind kein Zeichen von Dummheit, sondern ein Zeichen kommunikativer Kompetenz!

Rückbestätigungen sind kein Zeichen von Besserwisserei, sondern von Fürsorge.

Aus der Praxis

Nur die Unterschrift zählt …?

Ein 73-jähriger, persischstämmiger Patient stellte sich einst bei mir zur Aufklärung für eine Darmspiegelung vor. Zuvor hatte ich den Patienten bereits mehrfach vergeblich zum Gespräch aufgerufen. Bereits die Frage *„Hatten Sie zuvor schon einmal eine Darmspiegelung?"* schien den Patienten sichtlich zu überfordern. Er gestikulierte wild und versuchte, sich verzweifelt verbal und nonverbal mitzuteilen. Schließlich legte er mir den unterschriebenen Aufklärungsbogen vor und war bereits im Begriff zu gehen.

Eine Verständigung war mit dem Patienten aus diversen Gründen nicht ausreichend möglich. Zum einen litt der Patient an einer ausgeprägten Schwerhörigkeit und besaß nur defekte Hörgeräte, zum anderen sprach der Patient nur gebrochen Deutsch. Den Aufklärungsbogen hatte er auf Deutsch ausgehändigt bekommen.

Merke

Der Wille des Patienten ist oberstes Gesetz!

Nur wenn du deiner ärztlichen Aufklärungspflicht nachweislich nachgekommen bist, kann eine rechtswirksame Einwilligung des Patienten für einen Eingriff vorliegen! Ist dies nicht der Fall, kannst du auch bei einer lege artis durchgeführten Aufklärung juristisch belangt werden. Außerdem können dir wichtige Kontraindikationen oder Risikofaktoren entgehen, die später in vermeidbaren Fehlern resultieren.

Ein Patient muss immer auf eine individuell auf ihn angepasste Weise und in einer für ihn verständlichen Sprache aufgeklärt werden. Dies betrifft sowohl das Sprachverständnis, (Wortwahl, Fachjargon) als auch die Sprachverständigung (Code). Idealerweise erfolgt eine Aufklärung in der Muttersprache des Patienten.
Du musst dich zwingend vom Verständnis des Patienten überzeugen und dieses dokumentieren. Ein Informations-/Aufklärungsbogen in verständlicher Sprache ersetzt **nicht** das persönliche Aufklärungsgespräch.

Im Rahmen eines Gespräches unterliegt der Common Ground also einem ständigen Update, indem zuvor gemachte Annahmen bestätigt oder widerlegt werden.
Problematisch wird es allerdings, wenn die Kommunikation nicht ausreichend reichhaltig und die Gestik und Mimik deines Gesprächspartners nicht eindeutig sind. Dann besteht die Gefahr, dass eine fehlgeleitete Kommunikation nicht erkannt wird. Es können Fortsetzungsfehler auf der Grundlage falscher Annahmen und Informationen entstehen (vgl. Planungsfehler ▸ Kap. 3.1.4).

Aus der Praxis

Lost in Translation

Nicht eindeutige Abkürzungen können zu fatalen Verwechslungen führen.
Sicher kennst du bereits das häufig angebrachte Beispiel des „HWI" (Hinterwandinfarkt vs. Harnwegsinfektion vs. Halswirbelsäulenimmobilisation vs. häufig wechselnde Intimpartner).
Zu einer weitaus dramatischeren Verwechslung wäre es beinahe im folgenden Fall gekommen:
Ein ausländischer Patient stellte sich einst in der Herz-Thorax-Chirurgie zur Operation eines Bronchialtumors vor. Im englischsprachigen Verlegungsbrief war der geplante Eingriff mit „UL-Resection" bezeichnet. Während der OP-Vorbereitung zur Unterlappenresektion stellte man schließlich während des Team-Time-Outs fest, dass sich der Tumorherd auf dem CT nicht im Unterlappen sondern im Oberlappen befand.
Die Übersetzung gab rasch Aufschluss über die Ursache des Missverständnisses. Denn übersetzt bedeutete „UL-Resection" Upper Lobe Resection (= Resektion des Oberlappens).

Merke

Je reichhaltiger eine Nachricht ist, umso besser kann sie encodiert werden.

Es existieren diverse Techniken, die wir häufig unterbewusst nutzen, um in unserem Alltag die Komplexität der Kommunikation zu verringern. Funktionieren diese Kommunikationsfilter nicht, kann es die Kommunikation sogar erschweren.
Besteht ein Common Ground, so bedienen wir uns häufig des Filters des Weglassens von Dingen, die wir als bekannt voraussetzen. Wir reduzieren den Umfang der Kommunikation zugunsten der Geschwindigkeit und Effektivität.
Insbesondere in eingespielten Teams nennen wir z. B. Teammitglieder bei kurzen Spitznamen oder wählen individuelle Begriffe bzw. einen etablierten Jargon. Existiert dieser Common Ground nicht, kommt es zu einer Kommunikationsstörung. Dies kann z. B. bei der Bildung von Ad-hoc-Notfallteams der Fall sein.

Aus der Praxis

Ich hab' da mal was vorbereitet!

Es ist Samstagmorgen. Ein sonniger Tag. Ein perfekter Tag für eine Motorradtour über Land.
Um ca. 11 Uhr wird das Team des RTW 1 einer Hilfsorganisation in einer Ruhrgebietsstadt alarmiert. Die Meldung lautet: VU KRAD (Verkehrsunfall mit Kraftrad/Motorrad). Der Unfallort befindet sich auf einer Landstraße. Die Polizei ist bereits vor Ort, die Unfallstelle ist gesichert. Am Straßenrand liegt ein Motorradfahrer. Er bewegt sich nicht. Zwei Passanten eines beteiligten Pkw stehen aufgeregt und weinend am Straßenrand.
Bei der Erstuntersuchung stellt der Notfallsanitäter ein Polytrauma mit Schädel-Hirn-Trauma und einer Glasgow Coma Scale (GCS) von 8 Punkten fest. Es wird ein Notarzt nachalarmiert. Da im Stadtgebiet alle Notärzte im Einsatz sind, wird ein Notarzteinsatzfahrzeug (NEF) aus der Nachbarstadt angefordert.
Nach der Übergabe des Patienten an das unbekannte NEF-Team entscheidet sich der Notarzt zur Narkoseeinleitung und Crush-Intubation. Während der NEF-Fahrer die Intubation vorbereitet, bittet der Notarzt das RTW-Team: *„Bitte bereiten Sie die Medikamente für die Narkoseeinleitung vor!"*
Der Notfallsanitäter des Rettungswagens (RTW) reicht dem Notarzt schließlich die vorbereiteten Medikamente. S-Ketamin, Midazolam und Rocuronium. Der zuvor sehr souveräne Notarzt ist überrascht und wirkt plötzlich ängstlich und zögerlich, verabreicht schließlich jedoch die Medikamente und intubiert erfolgreich.
Nach dem Einsatz sprechen die Teams während der Rettungswagenanfahrt zur Zielklinik über den Einsatz. Der Notarzt sagt: *„Puh, das war ganz schön heikel. Ich habe mit euren Medikamenten keine Erfahrung. Ich hatte Propofol und Succinylcholin erwartet."*

Ein Paradebeispiel ist der Rettungsdienst. Hier treffen häufig zwei medizinische Teams im Rahmen des Rendezvous-Systems aufeinander. Das Team des NEF, bestehend aus Notfallsanitäter und Notarzt, und das Team des RTW, bestehend aus Notfall- und Rettungssanitäter (abhängig vom Bundesland).
In unserem Fall kommt erschwerend hinzu, dass das zweite Team aus einer anderen Stadt angefordert wird, in der unterschiedliche Standards etabliert sind. Es besteht zwischen den Teams kein gemeinsamer Nenner bezüglich der Medikation einer Notfallnarkose. Zum Glück ist nichts passiert. Das Weglassen einer Ausführung der gewünschten Medikation und Dosierung hätte allerdings zu einem Zwischenfall, im schlimmsten Fall mit Personenschaden führen können. An folgenden Stellen hätten die Beteiligten den Schaden abwenden können.

- **Notarzt:** hätte korrekterweise Medikamente und Dosierung nennen können.
- **NEF-Fahrer:** hätte die Narkosemedikamente wie gewohnt aus dem Notarztkoffer selbst vorbereiten können.
- **RTW-Team:** hätte rückfragen können, welche Medikamente der Notarzt wünscht oder Auskunft über vorhandene Medikamente geben können.

4.2.4 Ich sehe was, das du nicht siehst – Subjektivität der Wahrnehmung

„Realität
ist das was du denkst
fühlst und wahrnimmst
ist immer subjektiv
und individuell“

(Wilma Eudenbach, deutsche Publizistin)

Es ist nicht nur mit dem Hören ein Problem, sondern auch mit anderen Sinnen …
Kommunizierst du deine Wahrnehmung der Außenwelt oder deine inneren Gedanken und Gefühle, dann geschieht dies immer auf der Grundlage deiner ganz persönlichen und subjektiven Sichtweise.
Es kann keine objektive Realität geben, genauso wenig wie eine objektive Art der Beobachtung.
Immer wenn du Dinge der äußeren Welt (Objekte, Informationen, Ereignisse) und/oder der inneren Welt (Gefühle, Gedanken, Erfahrungen) kommunizierst, dann basiert der Inhalt deiner Nachricht zwangsläufig auf deiner ganz persönlichen Wahrnehmung. Deine persönliche Bewertung von Ereignissen und Bedeutungen, die du ihnen beimisst, schaffen eine rein subjektive Wirklichkeit. Geprägt sind deine Bewertungen und Interpretationen durch biografische Erfahrungen.
Durch deine persönlichen soziokulturellen Erfahrungen und deren Interpretation entsteht eine innere Haltung, welche wiederum auf erlernten Mustern (Denken und Fühlen), Überzeugungen und Werten basiert.
Auch die von dir wahrgenommene Kommunikation ist immer deine subjektive persönliche Version der Realität.

Aus der Praxis

Darf's ein bisschen mehr sein?

Im Kurs Mikrobiologie hast du heute viel über Viren und deren Verbreitung gelernt. Nach Ende der Vorlesung musst du auf dem Heimweg noch etwas im Supermarkt einkaufen. Plötzlich fallen dir Dinge auf, die du bisher nie bemerkt hast.
Als du an der Fleischtheke ankommst, bemerkst du, wie die Wurstwarenverkäuferin in ihre Hand niest. Sie wäscht oder desinfiziert sich nicht die Hände. Handschuhe trägt sie auch nicht.
Für dich ist der Einkauf beendet.

Priming:
Beim Priming-Effekt handelt es sich um einen kognitiven Bias (► Kap. 5). Ein initialer Reiz (Prime) kann die Interpretation und Reaktion auf folgende Reize maßgeblich beeinflussen. Priming kann über alle Sinneskanäle erfolgen.

Aus der Praxis

How much was the fish?

Zu Beginn meiner Weiterbildungszeit ereignete sich während meines Dienstes in der internistischen Notaufnahme an einem Montagmorgen um 10 Uhr folgender Fall:
Es ist ruhig in der Notaufnahme. Kein Patient bisher. Plötzlich klingelt das Diensttelefon. Die Feuerwehr kündigt einen männlichen, 45-jährigen Patienten mit „Fischvergiftung“ an.
Sofort mache ich mir Gedanken, wie ich am besten vorgehe. Muss ich Erbrochenes oder Fäkalien asservieren? Ist eine Isolation notwendig? Noch bevor ich meine Gedanken zu Ende gedacht habe, steht der Rettungswagen mit dem Patienten in der Notaufnahme: *„Wir sind der RTW mit der Fischvergiftung!“*

Der schlank und sportlich erscheinende Mann liegt auf der Krankentrage, hat die Augen geschlossen und hält sich eine Brechschale unter das Kinn: *„Rufen Sie meine Frau an! Sie soll den Fisch wegschmeißen, bevor ihn die Kinder essen!"*, wiederholt er mehrfach energisch.
In einer ausführlichen Anamnese konnte ich Folgendes herausfinden: Der Patient ist Polizeibeamter, sportlich, nimmt keine Medikamente und hat keine Vorerkrankungen.
Die Beschwerden begannen abrupt, nachdem er heute Morgen aus der Dusche gekommen war, mit akutem Drehschwindel. Erst dann kam Übelkeit hinzu. Erbrochen hatte er zu keinem Zeitpunkt. Durchfall hatte er ebenfalls nicht. Zudem gab er an, auf dem rechten Ohr schlechter zu hören. An Augenöffnen oder Laufen war nicht zu denken.
Am Vortag hatte der Patient zusammen mit seiner Frau Fisch gegessen. Seine Frau habe allerdings keine Beschwerden.
Nach einer gezielten körperlichen Untersuchung verwarf ich letztlich die Arbeitsdiagnose Fischvergiftung und überwies den Patienten mit V.a. eine Neuritis vestibularis an die Kollegen der Neurologie, welche wenige Stunden später den Verdacht bestätigten.

Dieser Fall zeigt eindrücklich, welche Folgen ein Priming haben kann. Sowohl das Rettungspersonal als auch ich wurden zunächst Opfer des unbewussten Primings durch den Patienten. Glücklicherweise waren die situativen Bedingungen so gut, dass mir ausreichend Zeit für eine ausführliche Anamnese blieb. Unter anderen Umständen hätte der Patient auch symptomatisch behandelt und auf die gastroenterologische Station mit der Verdachtsdiagnose „akute Gastroenteritis" aufgenommen werden können. Umso wichtiger ist es, dass du jede Arbeitsdiagnose zunächst kritisch hinterfragst.
Framing ist ein bekannter kognitiver Bias, der zu Fehlern führen kann. Was noch alles dazugehört, erfährst du in ▸ Kap. 5.

LITERATUR

Clark HH, Brennan SE: Grounding in Communication. In: Resnick LB, Levine JM, Teasley SD (Hrsg.): Perspectives on Socially Shared Cognition. 1991; 127–149
Clark HH, Schaefer EF: Contributing to Discourse. In: Cognitive Science, Bd. 13. 1989; 259–294
DESTATIS, Statistisches Bundesamt: Bevölkerung mit Migrationshintergrund – Ergebnisse des Mikrozensus 2019 – Fachserie 1 Reihe 2.2. 2019
Gießelmann K: Kulturelle Kompetenz: Verständigen heißt nicht Verstehen. Dtsch Arztebl 113(48) 2016; A-2198/B-1818/C-1794
Ilkilic I: Der muslimische Patient. Medizinethische Aspekte des muslimischen Krankheitsverständnisses in einer wertpluralen Gesellschaft. Münster, London u.a. 2002
Institut für medizinische und pharmazeutische Prüfungsfragen (IMPP): 1. kompetenzorientierter Gegenstandskatalog Medizin. Mainz, Dezember 2020

4.3 Vom Erstkontakt bis zur Entlassung

An jedem Punkt der Patientenversorgung befinden sich Schnittstellen (▸ Abb. 4.4), deren schwächstes Glied die Kommunikation ist.
Durch o.g. Störfaktoren kann es bereits zu Beginn eines Behandlungsprozesses zu mangelhafter Informationsgewinnung kommen. Es können während der Behandlung Informationen verloren gehen oder am Ende der Behandlung nicht weitergegeben werden.
Werden wichtige Erkenntnisse oder Befunde nicht strukturiert und sicher dokumentiert und an den entsprechenden Weiterbehandelnden übergeben, so ist jede Diagnostik nichts wert und die Risiken oder Nebenwirkungen einer Diagnostik vergebens.
In diesem Abschnitt möchten wir dich durch eine Patientenversorgung von der Erstaufnahme bis zur Entlassung führen und dir möglichst praxisnah die Bedeutung und die Fallstricke der Kommunikation näherbringen.

4.3.1 Erstkontakt – Der erste Eindruck zählt

„Wen das Auge nicht überzeugen kann, überredet auch der Mund nicht."
(Franz Grillparzer, österr. Schriftsteller, 1791–1872)

Aus der Praxis

Schweigen wäre Gold

Es ist Samstag. Assistenzarzt A. hat Hausdienst in einer großen internistischen Abteilung. Eigentlich wollte er am Wochenende auf eine Geburtstagsparty, musste dann aber für einen kranken Kollegen einspringen. So wie es der Erfahrung nach sein muss, war der übernommene Dienst bereits am Vormittag sehr stressig und anstrengend.

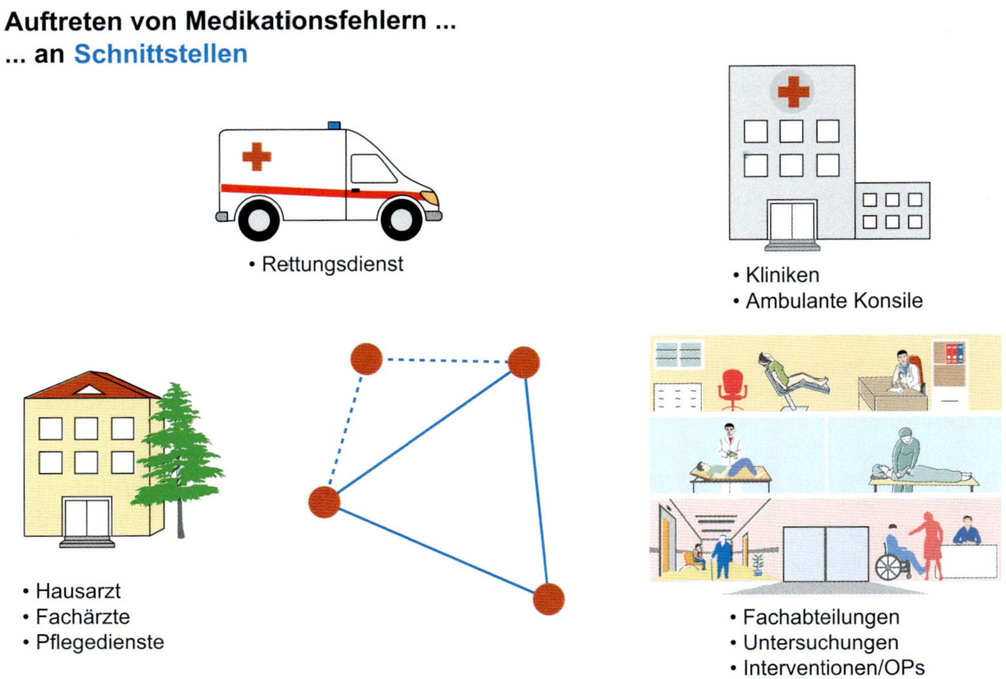

Abb. 4.4 Schnittstellen [L143] [P510]

> Als A. Ausblick auf eine kurze Pause hat, geht er zum Kiosk, um sich einen Kaffee zu kaufen. Auf dem Rückweg zur Station erhält er einen Anruf von der Stationsschwester. *„Herr Meier in Zimmer 4 braucht noch einmal eine neue Viggo."*
> Während A. in den Aufzug einsteigt antwortet er: *„Schon wieder Herr Meier? Kann der nicht aufpassen? Wie oft soll ich dem noch eine Nadel legen? Ich habe auch noch andere Patienten!"*
> Als der Aufzug anhält, steigt A. aus und geht in Richtung Zimmer 4. Gleichzeitig mit ihm verlässt ein Pfleger der Station den Aufzug. Er schiebt einen Patienten im Rollstuhl in die gleiche Richtung. A. grüßt den Patienten und den Pfleger. Der Patient antwortet: *„Guten Tag, Herr Doktor, mein Name ist Meier, Sie wollen sicher zu mir."*

In unserem Gehirn entsteht der erste Eindruck innerhalb von Zehntelsekunden. Folgende psychologischen Effekte haben großen Einfluss auf die erste Begegnung:

- **Sensorische Reize:** Jeglicher sensorische Reiz unseres Gegenüber hat Einfluss auf unsere Beurteilung. Eine besondere Bedeutung scheint hierbei unsere Sprache zu haben. Sie ist meist der erste Reiz, den wir bereits aus der Ferne wahrnehmen können. Binnen weniger Millisekunden können wir anhand der Stimme entscheiden, ob wir jemanden vertrauenswürdig finden (McAleer et al. 2014).
- **Primacy-Effekt:** Informationen, die wir zuerst erhalten, haben starken Einfluss auf alle folgenden Informationen. Unsere Wahrnehmung ist geprägt von unserem ersten Eindruck.
- **Halo-Effekt:** Der Halo-Effekt ist eine aus der Sozialpsychologie bekannte kognitive Verzerrung, die zu Beurteilungsfehlern führen kann. Einzelne Eigenschaften oder Merkmale können unsere weitere Wahrnehmung einer Person überstrahlen (halo = Heiligenschein). Wir neigen somit dazu, von bekannten Eigenschaften auf unbekannte Merkmale zu schließen. Hierbei können Insignien wie der Arztkittel, das Stethoskop und ein gepflegtes Erscheinungsbild eine große Rolle spielen. Sie vermitteln vielen Menschen, dass es sich um eine intellektuelle Respektsperson handelt. Da die Patienten die medizinische Fachkom-

petenz schlecht bis gar nicht einschätzen können, schließen sie von diesem emotionalen Eindruck i. d. R. auch auf die medizinische Kompetenz.

Der erste Eindruck, den du von deinem Patienten und den der Patient von dir hat, entscheidet eventuell über Erfolg oder Misserfolg einer Therapie. Denn mit der ersten Begegnung entsteht eine mehr oder weniger lange Arzt-Patienten-Beziehung, die v. a. auf Vertrauen basiert. Womöglich bist du der vom Patienten freiwillig oder unfreiwillig auserwählte Unbekannte, der im schlimmsten Fall über Leben und Tod entscheidet.

Das Vertrauen, dass dir dein Patient entgegenbringt, ist maßgeblich für die **Therapietreue** (Adherence, früher auch als Compliance bezeichnet) verantwortlich.

Stell dir vor, du müsstest zum ersten Mal in deinem Leben einen Fallschirmsprung absolvieren. Ein dir vollkommen Fremder versichert dir, er habe das Flugzeug und deinen Fallschirm geprüft, ob der Fallschirm jedoch tatsächlich aufgeht, kann er dir nicht zu 100 % garantieren. Würdest du springen? So oder so ähnlich stelle ich mir das Gefühl eines Patienten vor, der als Notfall behandelt wird.

Merke

Es gibt keine zweite Chance für den ersten Eindruck!

Praxistipp

Tipps für einen gelungenen ersten Eindruck

- Ein freundliches Lächeln kostet nichts.
- Strahle Selbstsicherheit aus.
- Halte Blickkontakt zu deinem Patienten.
- Begib dich auf Augenhöhe mit deinem Patienten.
- Sei ein guter Zuhörer.
- Achte auf angemessene Kleidung.
- Merke dir den Namen deines Patienten und spreche ihn persönlich an.
- Nutze Gestik und Mimik bewusst, um deine Sprache zu unterstützen.

4.3.1.1 Anamnese

"Listen to your patient; he is telling you the diagnosis."

(William Osler, kan. Arzt, 1849–1919)

Den ersten informellen Eindruck von deinem Patienten erhältst du durch die Anamnese.

„50 % aller Diagnosen können allein auf Grund der Information gestellt werden, die der Arzt bei der Erhebung der Anamnese gewinnt. 80 % der Diagnosen stehen schließlich nach Anamneseerhebung und körperlicher Untersuchung fest."

(Faller, 2016)

Grundvoraussetzung dafür ist natürlich das Vertrauensverhältnis zu deinem Patienten, das du im Rahmen des ersten Eindrucks aufgebaut hast. Andernfalls kann es vorkommen, dass dir Patienten wichtige Informationen aus Scham oder Misstrauen vorenthalten. Dies kann die Patientensicherheit gefährden, denn schließlich entscheiden die Anamnese und die körperliche Untersuchung, die von dir während des Erstkontakts erhoben werden, über das weitere diagnostische Vorgehen.

Handelt es sich um eine Notfallbehandlung (z. B. Notaufnahme oder Notarztdienst), so ist deine erste Anamneseerhebung vielleicht die letzte Möglichkeit, mit dem Patienten zu kommunizieren, bevor er bewusstlos wird oder eine Narkose erhält. Du hast an dieser Stelle die Aufgabe, möglichst schnell und strukturiert die wichtigsten Informationen zu sammeln. Damit du auch in einem solchen Fall nichts Wichtiges vergisst, empfehlen wir dir das sog. **SAMPLER-Schema:**

- **S**ymptome: Mit welchen Beschwerden stellt sich der Patient vor (z. B. Dyspnoe)?
- **A**llergien: Sind Allergien oder Unverträglichkeiten bekannt (z. B. Penicillin-Allergie)?
- **M**edikation: Welche Medikation nimmt der Patient regelmäßig ein? Auch OTC-Medikation!
- **P**atientengeschichte: Welche relevanten Vorerkrankungen hat der Patient?
- **L**etze/**L**etzter:
  - Stuhlgang, Miktion, Mahlzeit oder
  - bei entsprechender Patientengeschichte diverse Untersuchungen:
  - Bei epigastrischen Schmerzen: letzte Magenspiegelung
  - Bei Stuhlunregelmäßigkeiten oder Blut im Stuhl: letzte Koloskopie
  - Bei Angina pectoris: letzte Koronarangiografie
  - usw.
- **E**reignis: Gibt es ein auslösendes Ereignis, das in kausalem Zusammenhang mit den Beschwerden stehen könnte (z. B. Sturz als Ursache für Hüftschmerzen)?
- **R**isikofaktoren: Bestehen Risikofaktoren (Schwangerschaft/Stillzeit; bei geplanter Antibiotikatherapie: stationäre Versorgung im Alten-/Pflegeheim

oder vorherige Antibiotikatherapie bzw. Krankenhausaufenthalt ...)?

Je besser du das Handwerkzeug der Anamnese beherrschst, umso mehr erhöhst du die Vortestwahrscheinlichkeit einer möglichen Diagnose (Wahrscheinlichkeit, mit der eine Diagnose richtig ist).

Fehler zu Beginn des Behandlungsprozesses können sowohl zu Überdiagnostik und Überversorgung oder aber zu nicht ausreichender Diagnostik führen. Beides kann die Patientensicherheit gefährden.

Aus der Praxis

Es ist nicht alles Gold, was glänzt

Ein 64-jähriger Patient wird vom Notarzt mit akuter Dyspnoe und NIV-Beatmung in die internistische mit Notaufnahme eingeliefert. Die Arbeitsdiagnose des Notarztes zum Zeitpunkt der Übergabe ist „exazerbierte COPD".

Die initial durchgeführte Blutgasanalyse zeigt eine geringe Hyperkapnie und eine leicht verminderte Oxygenierung. Die Anamnese eines Nikotinabusus, die bestehende Hyperkapnie und die Dyspnoe lassen für den Aufnahmearzt die Diagnose des Notarztes plausibel erscheinen.

Er ordnet u. a. eine regelmäßige Inhalation von Bronchodilatatoren an und verordnet einen Inhalator. Der Patient wird stationär aufgenommen und wird nach einem Rö Thorax auf sein Zimmer auf der Station gebracht.

Im weiteren Verlauf des stationären Aufenthalts zeigt sich als Ursache der Dyspnoe allerdings eine zentrale pulmonalvenöse Stauung im Sinne einer kardialen Dekompensation. Diese war Folge eines Vorhofflimmerns, welches erfolgreich mittels Kardioversion in einen stabilen Sinusrhythmus überführt wurde.

Der Patient wird mit einer oralen Antikoagulationstherapie und einer frequenzlimitierenden Therapie entlassen. Die zwischenzeitlich verworfene Arbeitsdiagnose COPD wird allerdings ebenfalls aus dem Aufnahmebogen in den Entlassbrief übernommen und mit ihr entsprechend falsche, nicht indizierte Medikamente zusätzlich verordnet.

Nicht selten habe ich erlebt, wie die erstbeste Diagnose der Notaufnahme, auch wenn diese lediglich eine initiale Arbeitsdiagnose darstellt, in den definitiven Arztbrief übernommen wird.

Der o. g. Fall zeigt eindrücklich, welche Folgen eine fehlende Überprüfung oder ein mangelndes kritisches Hinterfragen einer Arbeitsdiagnose haben kann. Als Ursache kam in diesem Fall am ehesten eine stauungsbedingte passagere obstruktive Ventilationsstörung infrage, welche nach erfolgter Rhythmisierung und diuretischer Therapie vollkommen rekonvaleszent war. Eine Lungenfunktionsprüfung wäre für die Diagnose einer COPD obligat gewesen.

Insbesondere erste Arbeitsdiagnosen entstehen häufig unter ungünstigen Bedingungen und unter Zeitdruck. Ziel der stationären Therapie ist es, diese immer zu prüfen und entweder zu bestätigen oder zu widerlegen. Voraussetzung hierfür ist ein kritisches Hinterfragen.

Im schlimmsten Fall werden derartige Diagnosen durch das Kopieren der Vordiagnosen jahrelang fortgeführt. Arbeitsdiagnosen werden somit zu Fehldiagnosen.

Merke

- Hinterfrage stets zuvor gestellte Arbeitsdiagnosen, auch deine eigenen!
- Vermeide Fixierungsfehler!

4.3.1.2 Angehörigengespräch/ Fremdanamnese

Insbesondere in Notfallsituationen, beim Überbringen schlechter Nachrichten oder bei eingeschränkten Kommunikationsmöglichkeiten mit Pflegebedürftigen ist eine effektive und empathische Kommunikation mit den Angehörigen von großer Bedeutung. Dass es dir v. a. am Anfang deiner Karriere schwerfallen kann mit Angehörigen zu sprechen, ist nur zu verständlich.

Doch fragt man Angehörige im Nachhinein, ob sie mit der Behandlung und Betreuung zufrieden waren, beziehen sie eine „gute Behandlung", aus eigener Erfahrung, meist auf eine gute Verständigung und Information durch den behandelnden Arzt oder das zuständige Pflegepersonal und weniger auf die medizinisch fachliche Behandlung an sich.

Zufriedenheit von Angehörigen hängt somit auch stark von Faktoren wie Vertrauen, Freundlichkeit, Transparenz und Verständnis ab (Deutsches Ärzteblatt 2017). Sie kann ebenso maßgeblich für eine Therapietreue des Patienten sein, was wiederum den Heilungsprozess beschleunigen kann.

Ende 2019 waren in Deutschland ca. 4,1 Mio. Menschen im Sinne des Pflegeversicherungsgesetzes (SGB XI) pflegebedürftig. Die Mehrheit der Pflegebedürftigen (80 %) wurde zu Hause gepflegt, 56 % erhielten lediglich Pflegegeld und wurden somit zu Hause allein durch Angehörige gepflegt (Statistisches Bundesamt 2020).

Die Statistik soll dir verdeutlichen, dass Angehörige im Versorgungsprozess eine sehr große Rolle spielen. Angehörige sind Bevollmächtigte oder gesetzliche Betreuer bei kognitiv beeinträchtigten Patienten, sie organisieren die häusliche Versorgung und die Medikamentengabe. Deshalb ist es immens wichtig, respektvoll mit ihnen zu kommunizieren und sowohl Angehörige als auch Patienten als **aktive Partner des Behandlungsprozesses und für die Patientensicherheit** anzusehen.

Im Umgang mit Angehörigen hat sich, insbesondere auf Intensivstationen, die **VALUE-Strategie** bewährt. Sie soll dir als Gesprächsstütze dienen und die Kommunikation anhand von fünf Grundprinzipien (Wysham NG et al. 2014) erleichtern:

1. **V**alue: Wertschätze, was der Angehörige sagt.
2. **A**cknowledge: Erkenne die Gefühle des Angehörigen.
3. **L**isten: Höre aktiv und empathisch zu – vermeide, zu viel zu reden **(aktives Zuhören).**
4. **U**nderstand: Versuche, den Patienten als Mensch zu verstehen – stelle Fragen zu seiner Person.
5. **E**lict: Entlocke dem Angehörigen Fragen zum besseren Verständnis.

4.3.2 Der Behandlungsprozess – Ein intra- und interprofessionelles Spannungsfeld

Innerhalb einer Berufsgruppe erfolgt die Kommunikation **intra**professionell. Hierbei kannst du **horizontal** (mit dir gleichgestellten Kollegen) oder **vertikal** (mit Unterstellten oder Vorgesetzten) kommunizieren. Letzteres kann man auch als Hierarchie beschreiben. Es besteht häufig ein sog. **Autoritätengradient,** den wir gleich näher beschreiben werden. Genau dieses Konstrukt ist zugleich eines der größten kommunikativen Spannungsfelder der Patientenversorgung.

Zwischen zwei Berufsgruppen (z. B. Pflegemitarbeiter und ärztliches Personal) erfolgt die Kommunikation **inter**professionell/**inter**disziplinär. Spannungsfelder sind hier häufig der Common Ground, die Bildung medizinischer interdisziplinärer Teams und Übergabesituationen.

4.3.2.1 Intraprofessionelle Kommunikation – Hierarchie und Speak-up

„Jede Minute sterben fünf Menschen wegen einer fehlerhaften medizinischen Behandlung."

(Tedros Adhanom Ghebreyesus, äthiop. Biologe, Immunologe u. Politiker; WHO, 2019)

Innerhalb einer Profession gibt es häufig eine klare organisationale Hierarchie. Vor allem in der Medizin beruht diese insbesondere auf einer fachlichen Hierarchie durch Expertise und jahrelange Berufserfahrung. In Kliniken wird dies besonders deutlich. Namensschilder und Dienstausweise offenbaren deine Position im System und der Hierarchie. Die Sitzordnung bei Besprechungen (z. B. Früh- oder Röntgenbesprechungen) zeigen dir klar auf, wo du stehst. Wenn es um Entscheidungen zur Diagnostik und zur Therapie geht, dann zählen v. a. die Meinungen der fachlich erfahrenen Experten.

Unter anderem scheint eine derart hierarchisch geprägte Organisationskultur Fehler dadurch zu begünstigen, dass unerfahrenes Personal sich nicht traut, auf Fehler aufmerksam zu machen oder diese offen anzusprechen. Ebenso sind abweichende Meinungen in stark hierarchischen Organisationen nicht erwünscht. Der Informationsfluss verläuft häufig unidirektional, von oben nach unten (Autoritätengradient).

Merke

Je größer das hierarchische Gefälle, umso unwahrscheinlicher ist es, dass wichtige Informationen den Chef erreichen!

Aus anderen Industrien wissen wir, wie wichtig es ist abweichende Meinungen zuzulassen und konstruktiv zu diskutieren. Dies kann sogar in Teamtrainings trainiert werden. Grundvoraussetzung für konstruktiv-kritische Einwände, als **Speak-up** bezeichnet, erfordern allerdings Führungspersonal, das es zulässt die eigene Meinung infrage zu stellen.

Merke

Respekt vor älteren Vorgesetzten ja, Angst nein! – Speak up!

„Lass dir von keinem Fachmann imponieren, der dir erzählt: ‚Lieber Freund, das mache ich schon seit 20 Jahren so!' Man kann eine Sache auch 20 Jahre lang falsch machen."

(Kurt Tucholsky, dt. Journalist u. Schriftsteller, 1890–1935)

4.3.2.2 Interprofessionelle Kommunikation – Teamwork zählt!

Interprofessionelle Kommunikation bezeichnet die Kommunikation zwischen zwei unterschiedlichen Berufsgruppen/Professionen. Das medizinische Team ist ein interprofessionelles Team. Du wirst während deiner Tätigkeit zwangsläufig mit zahlreichen Disziplinen in Kontakt kommen. An dieser Stelle möchten wir dir vor allem die Besonderheiten der interdisziplinären Kommunikation zwischen ärztlichem Dienst und Pflege näherbringen, da diese Interaktion zumindest im stationären Bereich am häufigsten passiert.

Das Spannungsverhältnis zwischen Medizinern und der Pflege hat eine lange Tradition. Eine beiderseitige Abgrenzung und ein konfrontatives Konfliktverhalten beeinträchtigen jedoch die Zufriedenheit beider Berufsgruppen am Arbeitsplatz sowie die Patientensicherheit (sog. „Doctor-Nurse Game“).

Eine mangelhafte partnerschaftliche Zusammenarbeit von Pflege und Medizinern gefährdet die Patientensicherheit und führt zu Schäden durch Missverständnisse und Fehler. Sie führt außerdem zu einer zusätzlichen, unnötigen Kostenbelastung des Gesundheitssystems.

Deshalb sollte die Basis einer vertrauensvollen Zusammenarbeit gegenseitiger Respekt sowie die Fähigkeit zur kritischen Selbstreflexion sein.

Merke

Eine abwertende Haltung gegenüber einer anderen Berufsgruppe führt nie zu einer Aufwertung der eigenen!

Praxistipp

Um bei Praktika oder deinem Berufsstart etwaige Vorurteile im Keim zu ersticken und Barrieren abzubauen, möchte ich dir Folgendes raten:

- Stelle dich bei möglichst jedem neuen Kollegen persönlich vor. Einmal zu viel ist besser als gar nicht.
- Beginne den ersten Tag mit einer kleinen Aufmerksamkeit an das Stationsteam (z. B. selbst gebackener Kuchen)
- Zeige Interesse an der anderen Profession. Frage aktiv nach und lasse dir den Arbeitsbereich und die Aufgaben der Pflege zeigen (Möchtest du bei OPs assistieren? Dann komme z. B. 15 Minuten eher und lasse dir von der OP-Pflege vorbereitete Materialien erklären).
- Sei dir nicht zu schade unterstützende pflegerische Tätigkeiten auszuführen (Bist du z. B. gerade in einem Patientenzimmer und der Urinbeutel droht zu platzen, entleere ihn einfach selbst!).

Du wirst sehen, kleine Gesten können viel bewegen und dir Türen öffnen!

Schnittstellenkommunikation/Übergabe

Aus der Praxis

Mit Termindruck in die Anämie

Aufgrund eines stark gefüllten OP-Plans und eines gut belegten Aufwachraums, wird das Team der Intensivstation gebeten, einen Patienten nach erfolgter Oberschenkeloperation im OP abzuholen.

In der OP-Schleuse erfolgt die Übergabe des noch schlafenden, aber spontan atmenden Patienten von der OP- und Intensivpflege an den Arzt und das Pflegepersonal der Intensivstation. Der Patient ist blass, der Blutdruck leicht hypoton. Bei Nachfrage durch den Intensivarzt antwortet der Anästhesiepfleger: *„Es war eine große OP. Ist sicher noch von der Narkose. Der Patient muss erst mal beikommen, gebt ihm etwas Zeit.“*

Auf der Intensivstation dauert es nicht lange, bis der Patient ausgeprägt hypoton und tachykard wird. Auch das Erwachen verzögert sich deutlich. Die durchgeführte Blutgasanalyse ergibt einen Hämoglobin-Wert von 5 mg/dl und somit eine deutliche Anämie.

Der Intensivarzt fordert unverzüglich Blutkonserven an und kontaktiert den zuständigen Anästhesisten. Dieser räumt ein, bereits in der BGA zum Ende der OP eine Anämie festgestellt zu haben. Bevor er dies aber bei der Übergabe hatte mitteilen können, wurde er bereits in die nächste OP abgerufen.

Insbesondere an Schnittstellen besteht eine große Gefahr, durch ineffektive Kommunikation relevante Patientendaten und Informationen zu verlieren. Ein Verlust von Informationen kann hier schwere Folgen für den Patienten haben.

Übergabesituationen sind häufig von Hektik geprägt. Das übergebende Team möchte den Patienten schnellstmöglich an die Weiterbehandler übergeben. Das übernehmende Team möchte schnell seiner eigentlichen Arbeit auf der eigenen Station weiter nachgehen. Umso wichtiger ist es, dass du für die Übergabe eines Patienten ausreichend Zeit und Ruhe einplanst und nach einem standardisierten Schema verfährst. Nur so kannst du sicher sein, nichts zu vergessen.

Es existieren verschiedene Merkhilfen für eine strukturierte Übergabe. Das ISBAR/SBAR-Schema ist eines der international etabliertesten Tools für eine strukturierte Patientenübergabe und soll Informationsverlust im Sinne der Patientensicherheit vermeiden. Es wird mittlerweile von der Weltgesundheitsorganisation (WHO) und von der Deutschen Gesellschaft für Anästhesiologie und Intensivmedizin (DGAI) als Standard für die Patientenübergabe empfohlen (► Abb. 4.5; Merkel, 2017; Präsidium der DGAI 2016).

4.3.2.3 Ein Notfall – Das perfekte Chaos

Notfälle sind eine häufige Quelle für die Entstehung von Fehlern. Dies liegt v. a. an folgenden Faktoren (modifiziert nach Strametz, 2019):

- Hoher Zeit- und Entscheidungsdruck.
- Medizinische Notfallteams sind i. d. R. sog. Ad-Hoc-/Action-Teams.
- Viele Störfaktoren auf mehreren Ebenen.

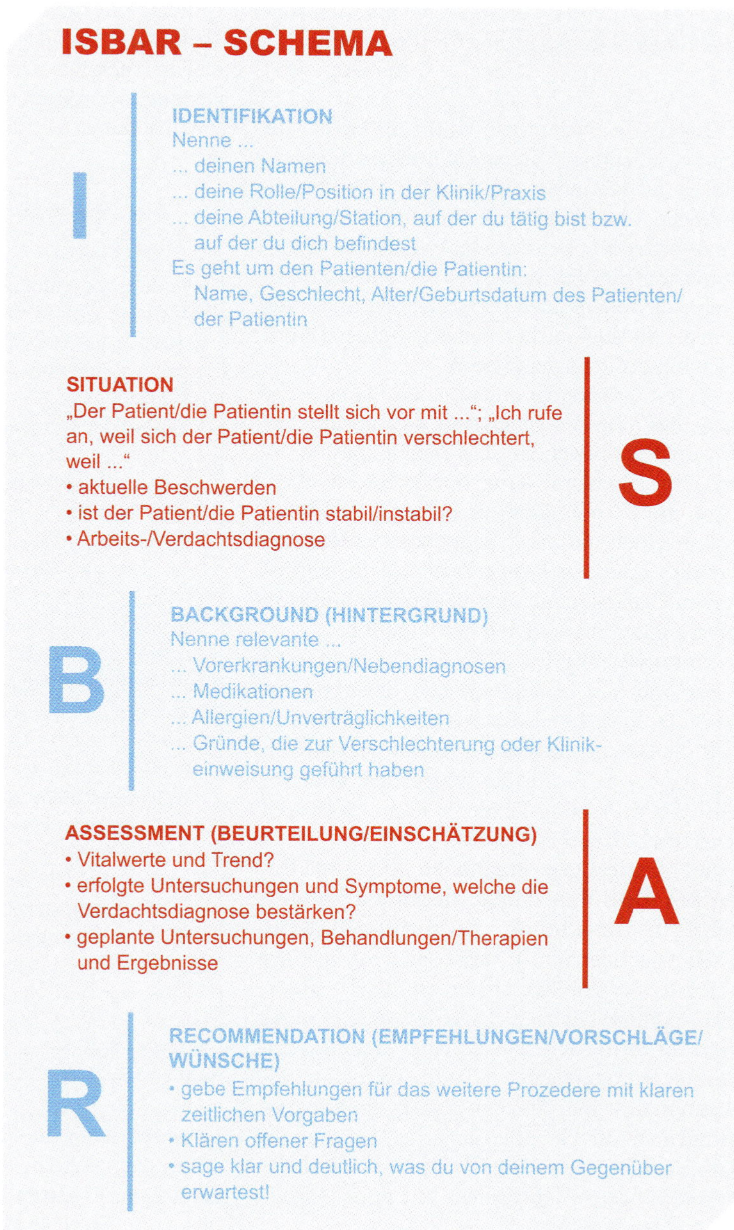

Abb. 4.5 ISBAR-Schema [P510] [L143]

- Zahlreiche parallele Arbeitsprozesse.
- Entscheidungsabläufe und Prozesse mit dynamischer (Patienten-)Situation.
- Arbeitsverdichtung, wiederholte Unterbrechungen.
- Limitierte Informationen über den Patienten und das aktuelle Ereignis.

„Routineabläufe werden unterbrochen von plötzlich einsetzender Dynamik, Zeitdruck, Komplexität und Entscheidungsdruck bei geringer Fehlertoleranz."
(Strametz, 2019)

Wie bereits zuvor erwähnt, triffst du in den meisten dir bekannten Situationen (Routine-)Entscheidungen auf Grundlage dir bekannter Regeln (z. B. Algorithmen, Erfahrungen, Checklisten etc.). Du hast einen „Plan". Was passiert jedoch, wenn dir das Regelwissen in diesem Moment fehlt? Entweder, weil du es nicht gelernt hast (eine dir vollkommen neue Situation) oder weil du es in der Situation nicht rechtzeitig abrufen kannst (Umgebungsbedingungen, Stress).
Dann musst du spontan einen neuen Plan auf der Basis deines Wissens generieren und auf die aktuelle Situation anwenden. Die neue Situation erfordert eine Problemlösung durch Nachdenken, was grundsätzlich anfällig für Fehler ist. Dies beruht zum einen auf einer begrenzten **„mentalen Kapazität"** (Denken kostet Zeit und du kannst nur einen Gedanken auf einmal denken) und zum anderen auf der Subjektivität der Situation.
Grundvoraussetzung für einen korrekten Plan ist dein persönliches, subjektives Bild der aktuellen Situation (► Kap. 4.2). Schätzt du sie falsch ein, so besteht die Gefahr, dass deine daraus abgeleiteten Handlungen von Beginn an fehlgeleitet sind. Du begehst einen Planungsfehler (► Kap. 3.1.4), weil du eine falsche Regel anwendest.
Um dies in stressigen Situationen zu vermeiden, haben sich Algorithmen und Checklisten bewährt. So führt die Anwendung von ISABR z. B. dazu, dass kein wichtiger Schritt vergessen wird. In einer von De Meester durchgeführten Studie (De Meester 2013) konnte beobachtet werden, dass es unter Einsatz des SBAR-Schemas zu einer signifikanten Reduktion bei unerwarteten Todesfällen kam. Somit kann man sagen, dass der Einsatz direkte Auswirkungen auf die Patientensicherheit hat. Ebenso haben sich z. B. in der Herz-Lungen-Wiederbelebung seit Langem Algorithmen mit festen Handlungsschritten bewährt.

In der Entstehung von Zwischenfällen spielen zahlreiche parallel stattfindende Arbeitsprozesse eine entscheidende Rolle.
Es kommt letztlich nicht wegen des Mangels an Fachwissen oder Intelligenz (personenbezogene Perspektive) zu Zwischenfällen, sondern vielmehr aufgrund von Problemen in der Umsetzung des erlernten, theoretischen Wissens unter den realen Alltagsbedingungen. Häufig bestehen Probleme im Umgang mit der Komplexität einer Situation, dem Teamwork und der Kommunikation (systematische Perspektive). Den Unterschied zwischen einer personenbezogenen und einer systematischen Perspektive haben wir dir bereits in ► Kap. 3.3 erläutert.

Aus der Praxis

Der erste Dienst

Ich erinnere mich noch gut an meinen ersten Nachtdienst. Ich als frischgebackener Arzt, allein, auf mich gestellt in der Notaufnahme. Verantwortung für die gesamten internistischen Patienten im Haus bis zum nächsten Morgen.
Vollgepackt mit Fachwissen durch die universitäre Lehre und voller Elan, dieses anwenden zu dürfen, freute ich mich auf meinen Dienst.
Bereits zu Beginn meines Dienstes warteten zehn Patienten auf mich in der Notaufnahme. Einen Überblick über alle Patienten zu bekommen und deren Dringlichkeit einer Behandlung einzuschätzen, war die größte Aufgabe. Während ich die Patientenfälle sichtete, brachte der Notarzt unangekündigt einen Patienten mit Hämatinerbrechen in die Notaufnahme. Sofort musste ich unvorbereitet von einer ruhigen Routineversorgung auf Notfallversorgung umschalten und einen Algorithmus zur Versorgung einer oberen gastrointestinalen Blutung abrufen. Während der Versorgung des Patienten erhielt ich die Info, dass ein Patient mit einem hypertensiven Notfall (Blutdruck > 220 mmHg systolisch, Nasenbluten und Schwindel) in die Notaufnahme gekommen sei. Nun musste ich zwei Notfälle und deren Algorithmen gleichzeitig abrufen, während die wartenden Patienten immer unruhiger und fordernder wurden. Auch von der Station erhielt ich einige Anrufe mit der Bitte neue Venenverweilkanülen zu legen oder Medikationen anzuordnen.

Es waren nicht die Handlungsabläufe, handwerklichen Fähigkeiten oder Pläne, die mir Probleme bereiteten. Es waren die Umstände, die viele komplexe und parallele Handlungen von mir erforder-

ten, sowie die Kommunikation mit mehreren Beteiligten in unterschiedlichen Räumen. Jeder stellte Anforderungen an mich und jeder empfand sein Anliegen als prioritär.
Was mir in dieser Situation geholfen hat, möchten wir dir im Folgenden näherbringen.

Merke

- **Competence** = What I can do
- **Performance** = What I actually do

Crew Ressource Management (CRM)

CRM bezeichnet laut David Gaba *„die Fähigkeit, das Wissen, was getan werden muss, auch unter den ungünstigen und unübersichtlichen Bedingungen der Realität eines (medizinischen) Notfalls in effektive Maßnahmen im Team umzusetzen."*
Diese Beschreibung von Gaba lässt sich auch auf deinen Berufsstart übertragen. Schließlich musst du das theoretisch gelernte Fachwissen ebenfalls in der Realität der alltäglichen Arbeitsbedingungen anwenden.
CRM beschäftigt sich mit den Humanfaktoren, mit dem Ziel der Verbesserung der Non-technical Skills (NTS). Es geht beim CRM allerdings nicht nur darum, Fehler zu erkennen, sondern diese auch zu verstehen (Double Loop Learning). Die Humanfaktoren sind ein zweischneidiges Schwert: Auf der einen Seite können sie für die Entstehung von Fehlern verantwortlich sein, auf der anderen Seite stellen sie die wichtigste Ressource dar, um kritische Situationen zu erkennen und zu bewältigen. Humanfaktoren vermögen viel häufiger Fehler zu vermeiden und sind somit nicht nur als Risikofaktor, sondern auch als Chance zu verstehen.
Beurteilungsfehler, mangelhafte/fehlende Teamarbeit und Kommunikationsfehler gehören zu den häufigsten menschlichen Fehlern in der Akutmedizin. Hieraus ergeben sich wichtige Fertigkeiten für die Handlungssicherheit in komplexen Situationen. Rall hat dies in einem „CRM-Molekül" veranschaulicht, welches interpersonelle (z. B. Teamwork) und kognitive Kompetenzen (z. B. Situationsbewusstsein, Entscheidungsfindung, Aufgabenmanagement) beinhaltet, die wiederrum durch die Kommunikation als zentrales und wichtigstes Bindeglied verbunden sind (Rall 2010). Ohne das Atom „Kommunikation" zerfällt das Molekül in Einzelteile. Jedes einzelne Atom ist nur zusammen mit den Anderen wirksam (► Abb. 4.6).
Deine klinisch-praktischen und technischen Fertigkeiten (Technical Skills) kannst du durch wiederholtes Üben perfektionieren. In der Regel verläuft dieser Prozess ziemlich linear. Hingegen unterliegt deine Performance im Bereich der HF einer großen Variabilität, da sie durch zahlreiche Variablen beeinflusst werden kann (► Kap. 3.2).

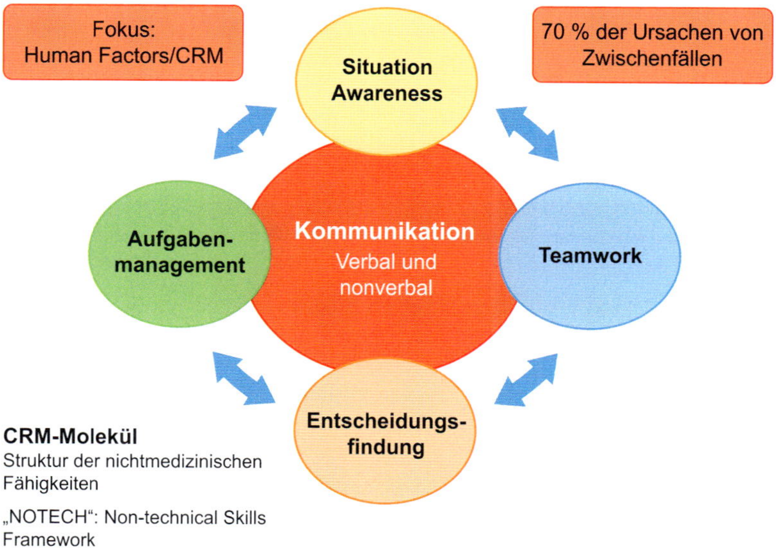

Abb. 4.6 CRM-Molekül (modifiziert nach Rall 2010) [F781-026] [L143]

Man spricht von NTS, wenn man es aus der Sichtweise einer Entwicklung von Fähigkeiten betrachtet, die erforderlich sind, um deine individuelle Leistung zu verbessern und in der Folge Risiken zu mildern. NTS spielen eine bedeutende Rolle, indem sie dir helfen, zu antizipieren, Fehler zu identifizieren und bei der Ausübung praktischer Tätigkeiten zu minimieren.
NTS zählen zu den veränderbaren Humanfaktoren und sind Ziel von Trainingsinterventionen. Auf der anderen Seite gibt es unveränderbare Humanfaktoren. ▸ Tab. 4.2 gibt dir einen Überblick.
Lehrinterventionen werden meist in Form von realitätsnahen Simulationen und Teamtrainings durchgeführt (z. B. CRM-Training). In diesen Trainings werden sowohl deine technischen Fertigkeiten als auch deine NTS mit dem Schwerpunkt der Teamkommunikation trainiert. Am Ende einer Lerneinheit findet ein strukturiertes Debriefing statt. Häufig wird das Debriefing von einem gezielten Videofeedback unterstützt.
Doch wieso sind derartige Teamtrainings so wichtig für unsere alltägliche Tätigkeit oder die Tätigkeit in anderen Hochrisikoindustrien?
Normalerweise findet im Berufsalltag Lernen als „Anpassungslernen" statt. Du änderst deinen Plan bzw. deine Strategie, wenn sie nicht mehr zu den von dir erwarteten Ergebnissen führt. Damit reagierst du auf einen internen oder externen Wandel. Diese Art des organisationalen Lernens bezeichnet man als **Single Loop Learning** (▸ Abb. 4.7).
Indem du allerdings nur auf ein Problem reagierst, behandelst du jedoch ausschließlich die Symptome. Das grundsätzliche Problem für das Ereignis bleibt aber weiterhin bestehen. Außerdem lässt

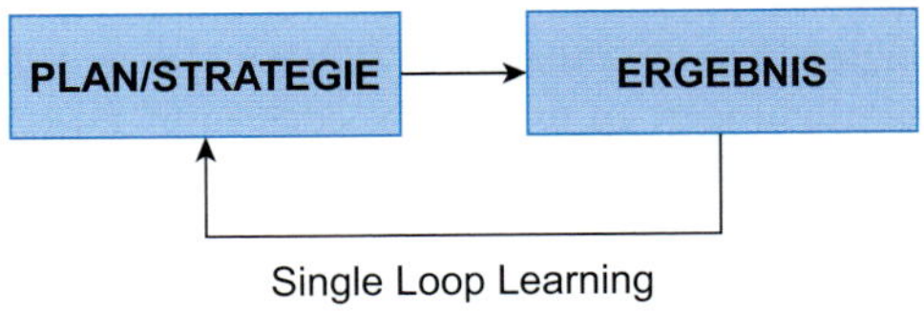

Abb. 4.7 Single Loop Learning (nach Argyris 1999) [P510] [L143]

dieses Konzept annehmen, dass Probleme und ihre Lösungen in jeder Hinsicht nah beieinanderliegen. Diese Annahme ist jedoch grundsätzlich falsch. Auf diesem Wege betrachtest du nur deine eigenen Handlungen und Arbeitsweisen. Daraus folgen lediglich kleine Änderungen in speziellen Situationen, Verhaltens- oder Arbeitsweisen. Du änderst dein Verhalten, um Fehler zukünftig zu vermeiden.
CRM-/Teamtrainings bedienen sich hingegen des Prinzips des **Double Loop Learnings** (▸ Abb. 4.8). Dieses Prinzip geht weit über ein einfaches Verbesserungslernen und situatives Handeln hinaus. Das Ziel sind grundlegende Verhaltensänderungen. Wie kann man das erreichen?
Insbesondere durch ein strukturiertes und konstruktives, videounterstütztes Debriefing/Feedback erhältst du die Möglichkeit, dein eigenes Handeln im Team besser zu reflektieren. Voraussetzung für ein gelingendes Lernen in einem Simulationstraining sind allerdings folgende Eigenschaften:

1. Gesunde Selbstwahrnehmung
2. Selbstbewusstsein
3. Ehrlichkeit
4. Offenheit für konstruktive Kritik
5. Verantwortungsbewusstsein und Verantwortungsübernahme

Tab. 4.2 Humanfaktoren (nach St. Pierre 2014)

Veränderbare Humanfaktoren	Unveränderbare Humanfaktoren
Fakten- und Handlungswissen	Bestimmte körperliche Belastungsgrenzen
Handlungsmuster und Gewohnheiten	Basale Funktionsweisen der Wahrnehmung
Reaktionen auf bestimmte Situationen oder Reize	Prinzipien der Informationsverarbeitung
Einstellungen und Werte	Funktionsweisen unseres Gedächtnisses
Strategien des Denkens und Problemlösens	Aufmerksamkeitsspanne
Absichten und Ziele	Schlafbedürfnis
	Psychophysiologische Vorgänge
	Grundbedürfnisse

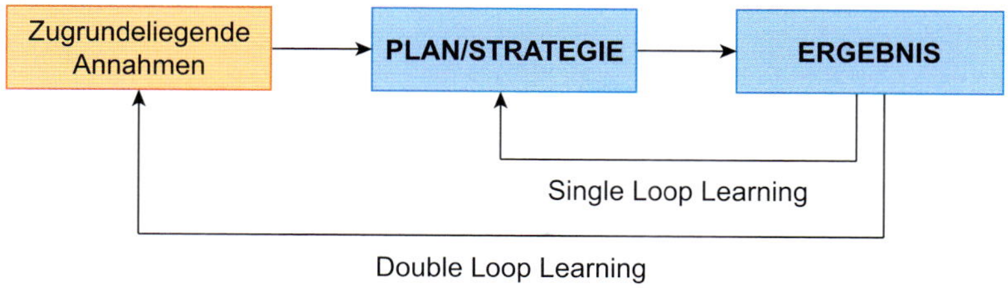

Abb. 4.8 Double Loop Learning (nach Argyris, 1999) [P510] [L143]

Wenn wir nach dem Double Loop Learning verfahren, dann untersuchen wir die zugrunde liegenden Annahmen die hinter den Verhaltensweisen stecken. Wir lernen von Fehlern und nicht korrekten Strategien. Nur so können wir fehlerverursachende Umstände oder Verhaltensweisen beseitigen.

In anderen Hochrisikoindustrien wie z. B. der Luftfahrt oder der Kernkraft, sind deshalb bereits seit den 1980er-Jahren entsprechende Trainings weltweit gesetzlicher Standard und verpflichtend für das gesamte Personal.

In der medizinischen Aus- und Weiterbildung hingegen spielen Team-/CRM- und Simulator-Trainings bisher nur eine untergeordnete Rolle. Verpflichtende Simulationen gibt es in der ärztlichen Weiterbildung bisher nur in einzelnen Fachdisziplinen.

Aus diesen Trainings abgeleitet ergeben sich die **15 CRM-Grundsätze** nach Rall und Gaba (Rall 2009).

1. Kenne deine Arbeitsumgebung.
2. Antizipiere und plane voraus.
3. Fordere Hilfe an, lieber früh als spät.
4. Übernimm die Führungsrolle oder sei ein gutes Teammitglied mit Beharrlichkeit.
5. Verteile die Arbeitsbelastung (10-für-10-Prinzip).
6. Mobilisiere alle verfügbaren Ressourcen (Personen und Technik).
7. Kommuniziere sicher und effektiv – sag, was dich bewegt.
8. Beachte und verwende alle vorhandenen Informationen.
9. Verhindere und erkenne Fixierungsfehler.
10. Habe Zweifel und überprüfe genau (double check, nie etwas annehmen).
11. Verwende Merkhilfen und schlage nach.
12. Reevaluiere die Situation immer wieder (10-für-10-Prinzip).
13. Achte auf gute Teamarbeit – andere unterstützen und sich koordinieren.
14. Lenke deine Aufmerksamkeit bewusst.
15. Setze Prioritäten dynamisch.

Die CRM-Grundsätze sollen dir als Gedankenstütze dienen, um in komplexen Situationen Fallstricke der HF zu erkennen und diese zu umgehen.

Praxistipp

Nutze wenn möglich alle Angebote von Simulationstrainings an deiner Fakultät oder deinem Lehrkrankenhaus. Betrachte sie nicht als lästig, sondern als Chance, deine Stärken und Schwächen im Team in einem geschützten Rahmen zu entdecken. Ohne Konsequenzen für dein Handeln. Fehler machen ist erlaubt, damit du aus ihnen lernen kannst.

So sagte einst *Winston Churchill* (ehem. Premierminister von Großbritannien, 1874–1965): *„Es ist ein großer Vorteil im Leben, die Fehler, aus denen man lernen kann, möglichst früh zu begehen."*

4.3.2.4 Die Entlassung – Aus den Augen, aus dem Sinn?

Aus der Praxis

Der Entlassungsbrief – Die Visitenkarte der Klinik

Herr Meier, 56 Jahre alt, wurde in der gastroenterologischen Abteilung einer kommunalen Klinik aufgrund einer unklaren Anämie behandelt. Bei der Darmspiegelung am Vortag wurde ein Polyp entfernt. Der untersuchende Oberarzt teilte Herrn Meier im Aufwachraum mit: *„War ein ganz schön großer Polyp, aber nichts Schlimmes."*

Heute soll Herr Meier endlich entlassen werden. Am Morgen wird er bereits nach dem Frühstück gebeten, seinen Bettenplatz zu räumen, um Platz für einen neuen Patienten zu machen. Herr Meier nimmt im Aufenthaltsbereich der Station Platz, bekommt einen Kaffee und wartet auf seinen Entlassungsbrief.

Stunden vergehen. Immer wieder spricht Herr Meier das Pflegepersonal auf den fehlenden Brief an. *„Der Doktor ist noch in einer Untersuchung"*, heißt es immer wieder. Als Herr Meier schließlich nicht mehr warten

und einfach ohne Brief gehen möchte, kommt der Stationsarzt auf die Station geeilt, übergibt ihm einen Briefumschlag, verabschiedet sich und verschwindet gleich wieder im Arztzimmer.
Im Fahrstuhl öffnet Herr Meier den Umschlag. „Kurzbrief. Vorläufiger Entlassungsbericht" steht im Briefkopf. Herr Meier denkt sich nichts dabei und fährt nach Hause. Schließlich hatte ihm der Oberarzt ja gesagt, dass es nichts Schlimmes sei.
Sechs Monate später wird Herr Meier als Notfall aufgrund starker rektaler Blutabgänge erneut stationär aufgenommen. Die Darmspiegelung zeigt ein stark exulzerierendes Kolonkarzinom des Sigmas. Die Histopathologie des ursprünglich entfernten Polypen wies bereits ein Malignom nach. Einen definitiven und vollständigen Arztbrief hatte Herr Meier bis zum heutigen Tage nicht erhalten.

Häufig werden wie im oben beschriebenen Fallbeispiel „vorläufige Arztbriefe" an Patienten ausgehändigt. Sie werden als „vorläufig" oder „Kurzbrief" bezeichnet, weil einige Inhalte fehlen. Dies können z. B. noch nicht ausgewertete Untersuchungsergebnisse sein (z. B. Histologie, Zytologie o. Ä.). Manchmal fehlt auch die Epikrise oder es sind nur die wesentlichen Elemente enthalten (z. B. Diagnosen, Medikation, Therapieempfehlung). Im schlimmsten Fall wird der Patient vor dem oder am Wochenende nur mit einem Medikationsplan entlassen.

Eine derart mangelhafte Kommunikation mit weiterbehandelnden Kollegen ist ein häufiges Problem der Therapiesicherung. Diagnosen und wichtige Behandlungsinformationen werden fehlerhaft, unverständlich und unvollständig übermittelt.

Ist dies der Fall, so kommt es zwangsläufig zu einer Fehldiagnostik (Über- oder Unterdiagnostik) sowie Medikations- und Therapiefehlern sowie Verzögerungen in wichtigen medizinischen Abläufen.

Auch für Patienten stellt ein unvollständiger und unverständlicher Bericht ein Problem dar.

Merke

Halte bei wichtigen Diagnosen und Therapien am besten persönlich Rücksprache mit dem weiterbehandelnden Kollegen.

4.3.2.5 Dokumentation – Nicht dokumentiert ist nicht gemacht!

Aus der Praxis

Doppelt hält besser?

Ein Assistenzarzt berichtete mir einst über folgenden Fall:
Während der Morgenvisite mit dem Oberarzt wurde dem Stationsarzt der Intensivstation aufgetragen, den zentralen Venenkatheter (ZVK) eines Patienten mit Sepsis zu wechseln. Die Anordnung wurde durch den Oberarzt in der Akte des Patienten korrekt vermerkt. Nach Beendigung der Visite wurde ein neuer Patient mit Notarzt auf die Intensivstation gebracht. Die Versorgung des neuen Patienten nahm viel Zeit des Stationsarztes in Anspruch. Nachdem die Versorgung des Notfalls abgeschlossen war und der Feierabend nahte, fiel dem Arzt ein, dass er noch den ZVK wechseln muss. Geübt wie er war, konnte er den Katheter mühelos und ohne Komplikationen wechseln. Im Anschluss eilte er sofort in das Arztzimmer zur Übergabe an den Kollegen des Spätdienstes. Er kürzte die Visite mit den Worten **„Alle Patienten stabil, keine Besonderheiten."** ab, denn er hatte noch eine wichtige Verabredung. Er vergaß also, seine Maßnahme zu dokumentieren und zu übergeben.
Dem Spätdienst fiel bei der Visite und Durchsicht der Patientenkurven auf, dass bei einem Patienten der Wechsel des ZVK am Morgen durch den Oberarzt angeordnet worden war. Er ärgerte sich darüber, dass der Kollege es nicht bereits im Frühdienst erledigt hatte und schritt zur Tat. Er entfernte den erst vor einer Stunde gelegten Katheter und punktierte den Patienten erneut. Es kam wie es kommen musste: Bei der Punktion erlitt der Patient einen Pneumothorax, welcher in der Folge mittels einer Thoraxdrainage entlastet werden musste. Die Verweildauer in der Klinik verlängerte sich schließlich um drei Tage.

Die umfassende und korrekte Dokumentation erfolgter Diagnostiken und Therapien ist für dich im Rahmen deiner ärztlichen Tätigkeit aus vielerlei Sicht unerlässlich. Die Dokumentation ist wie bereits zuvor erwähnt, eine v. a. informelle Art der Kommunikation. Sie dient dazu, Schnittstellen miteinander zu verbinden und Datenverluste zu vermeiden.

Der Fall zeigt, dass ungeachtet des Kommunikationsfehlers, die Visite stark abzukürzen, eine korrekte Dokumentation durch den Frühdienst eine

erneute Punktion hätte verhindern können. Die Dokumentation kann hier als Sicherheitsbarriere (▸ Abb. 3.2) verstanden werden, die einen Behandlungsfehler hätte verhindern können. Dokumentation ist also keinesfalls nur eine bürokratische Schikane, um dich zu beschäftigen. Sie dient der Therapiesicherung und somit deiner Absicherung und der Sicherheit deiner Patienten.
Du siehst, die Therapiesicherung mittels korrekter Dokumentation ist nicht nur im Entlassungsbrief und in der Kommunikation mit externen Kollegen, sondern auch intern, von Schicht zu Schicht essenziell.
Folgende Arten der Dokumentation haben eine besondere Relevanz, da sie häufig Fehlerquellen mit Gefährdung der Patientensicherheit darstellen.

Medikationspläne

Etwa 42 % aller > 65-Jährigen in Deutschland erhalten fünf Medikamente oder mehr. Von diesen erhalten 20–25 % potenziell inadäquate Medikamente (PIM) für ältere Menschen (Moßhammer 2016). Pflegeheimbewohner erhalten sogar im Schnitt sechs bis sieben Medikamente (Bader 2003).

Merke

Patienten haben Anspruch auf den bundeseinheitlichen Medikationsplan, wenn sie mindestens drei zulasten der gesetzlichen Krankenkassen verordnete, systemisch wirkende Arzneimittel gleichzeitig und dauerhaft (mindestens 28 Tage) einnehmen oder anwenden (§ 29a in den Bundesmantelvertrag-Ärzte).

Allein die Polypharmazie, aber auch die Kombination bestimmter Medikamente mit PIM gefährdet die Patientensicherheit. Je mehr Akteure des Gesundheitswesens an der Behandlung eines Patienten mitwirken, umso größer ist die Gefahr eines Medikationsfehlers, z. B. durch Doppelverordnungen oder Wechselwirkungen.
Die Dauermedikation eines Patienten muss sowohl bei der Aufnahme im Krankenhaus als auch bei Entlassung mit der Vormedikation abgeglichen und ggf. aktualisiert werden. Insbesondere bei Aufnahme in der Notaufnahme bist du als diensthabender Arzt stark abhängig von den Informationen des Zuweisers. Ebenso muss aus deiner Dokumentation bei Entlassung eindeutig hervorgehen, welche Medikation du abgesetzt, erhöht/reduziert oder neu angeordnet hast.

Praxistipp

Frage bei der Medikamentenanamnese immer auch nach Mitteln der Eigenmedikation (Over the Counter, OTC; rezeptfrei), um so eventuelle Interaktionen und Wechselwirkungen der verordneten Medikation beurteilen zu können (z. B. Johanniskraut).
Im Zweifel nutze das **Brown-Bag**-Konzept und bitte den Patienten, alle Medikamentenschachteln mitzubringen.

Außerdem sollten auf dem hausärztlichen Medikationsplan – im Sinne einer hausarztzentrierten Versorgung – die Medikamente aller Fachärzte aufgeführt sein, die den Patienten therapieren.
Zu jeder Krankenhauseinweisung gehört ein aktueller Medikationsplan. Nach Entlassung aus dem Krankenhaus muss die Entlassmedikation durch den Hausarzt mit der bisherigen Medikation abgeglichen werden. Um Medikationsfehler zu vermeiden hat die Deutsche Gesellschaft für Allgemeinmedizin (DEGAM) die „Hausärztliche Leitlinie Multimedikation“ herausgegeben.
Zur Bestandsaufnahme und Medikationsbewertung eignet sich besonders der Medication Appropriateness Index (MAI; Hanlon 1992). MAI wird zugleich als Akronym verwendet:

- **M** = Medikationserfassung
- **A** = Angemessenheitsbewertung
- **I** = Intervention

Die **Leitfragen des MAI** (nach DEGAM „Hausärztliche Leitlinie Multimedikation“) eignen sich besonders im klinischen und hausärztlichen Alltag als Gedankenstütze zur Medikationsbewertung:

1. Gibt es eine Indikation für das Medikament?
2. Ist das Medikament wirksam für die Indikation und die Patientengruppe?
3. Stimmt die Dosierung?
4. Sind die Einnahmevorschriften korrekt?
5. Sind Einnahmevorschriften praktikabel?
6. Gibt es klinisch relevante Interaktionen zu anderen Medikamenten?
7. Gibt es klinisch relevante Interaktionen zu anderen Krankheiten/Zuständen?
8. Wurden unnötige Doppelverschreibungen vermieden?
9. Ist die Dauer der medikamentösen Therapie adäquat?
10. Wurde die kostengünstigste Alternative gewählt?
11. Wird jede behandlungsbedürftige Indikation therapiert?

12. Liegt ein aktueller Einnahmeplan vor?
13. Ist die Nierenfunktion bekannt?
14. Ist die Adhärenz zur Therapie gegeben?

► Abb. 4.9 zeigt dir einen beispielhaften Medikationsplan. Wenn es um die Medikationsanwendung geht, müssen bestimmte Voraussetzungen erfüllt sein, um einen Medikationsfehler zu vermeiden. Mehr dazu erfährst du in ► Kap. 6.3.

Häufig gibt es deutliche Diskrepanzen zwischen der Aufnahme- und der Entlassmedikation. Wird ein Patient ohne Informationen der Krankengeschichte und ohne Medikationsplan in der Notaufnahme vorstellig (z. B., weil er am Wochenende eigenständig ins Krankenhaus geht), dann kann es aus meiner Erfahrung vorkommen, dass die Medikation des letzten in der Klinik vorliegenden Entlassungsbriefes übernommen wird. Diese kann allerdings einige Jahre alt und damit nicht mehr aktuell sein. Im Zweifel sollte zeitnah – spätestens am nächsten Tag auf der Station – der Hausarzt kontaktiert und die Medikation abgeglichen werden.

Entlass-/Verlegungsbriefe

Wie bereits erwähnt, ist der Entlassungsbrief die Visitenkarte der Klinik. Er ist zugleich eine Zusammenfassung der erfolgten Therapie für den Patienten und für den weiterbehandelnden Haus- oder Facharzt. Letztere sind maßgeblich auf unmissverständliche und eindeutige Patienteninformationen angewiesen, um eine entsprechende Folgebehandlung einzuleiten. Dies verwundert nicht, denn laut einer Studie der Universität Düsseldorf lesen Hausärzte im Mittel drei bis zehn Entlassungsbriefe am Tag. Was in etwa einer Lesezeit von 60 Minuten entspricht (Blum 2003). Unstrukturierte und fehlerhafte Briefe können im schlimmsten Fall zu Behandlungsfehlern führen.

Probleme ergeben sich insbesondere durch folgende Punkte:

- Fehlende strukturelle und inhaltliche Standards
- Nicht erklärte Abkürzungen
- Fachjargon
- Fehler durch Textbausteine
- Folgefehler durch Copy/Paste

Medikationsplan
Seite 1 von 1

Für: Baumann, Erika **geb. am:** 01.01.1940
ausgedruckt von: Dr. A. Mustermann
ausgedruckt am: 01.01.2019

Wirkstoff	Handelsname	Stärke	Form	Mo	Mi	Ab	zN	Einheit	Hinweis	Grund
Phenprocoumon	Phenpro.-ratiopharm® 3 mg	3 mg	Tabl					Stück	gem. INR/Quick Ziel 2,0–3,0	Vorhofflimmern
Allopurinol	Allopurinol Sandoz® 100 mg	100 mg	Tabl	1	0	0	0	Stück		Harnsäure/Gicht
Ramipril	Ramipril-ratiopharm® 5 mg	5 mg	Tabl	1	0	0	0	Stück		Herz/Blutdruck
Metoprolol-succinat	Metoprololsuccinat 1A-Pharma® 95 mg Retard	95 mg	RetTabl	1	0	0	1	Stück		Herz/Blutdruck
Glibenclamid	GlibenHEXAL® 3,5	3,5 mg	Tabl	0,5	0	0	0	Stück		Diabetes
Macrogol	MOVICOL® Beutel	13,8 g	Plv	1	0	0	0	Beutel		Verstopfung
Selbstmedikation										
Ginkgoblätter Trockenextrakt	Ginkobil® ratiopharm 120 mg Fta	80 mg	Tabl	1	0	1	0	Stück		Gedächtnis
Bedarfsmedikation										
Ibuprofen	Ibuprofen-CT 400 mg Retard	400 mg	Tabl					Stück	bei Bedarf	Schmerzen

Abb. 4.9 Bundeseinheitlicher Medikationsplan [P510] [W868] [L143]

- Un-/Missverständliche Epikrise
  - Zu lang
  - Rechtschreib- und Grammatikfehler
  - Komplexe, verschachtelte Sätze
  - Wiederholungen
  - Fehlende Kausalität
- Fehlen wichtiger Informationen (z. B. Allergien, Schwangerschaft)

Für Hausärzte sind aufgrund der Zeitknappheit der Sprechstunde v. a. die Epikrise, die Entlassmedikation und die Therapieempfehlungen von größter Relevanz. Laut der befragten Hausärzte sind es jedoch genau diese Textteile, die die meisten Fehler aufweisen (Entlassmedikation 76,6 %, Therapieempfehlungen 74,1 %, Epikrise 64,5 %).

Eine gute Dokumentation sollte grundsätzlich folgende Aspekte erfüllen: Sie sollte

- wertfrei und objektiv,
- relevant (keine für das Verständnis des aktuellen Sachverhalts nicht notwendigen Informationen),
- konkret (z. B. eindeutige Darstellung des Konsultationsanlasses und der Diagnose),
- in korrekter Form (z. B. Entlassungsbericht, einheitlicher Medikationsplan),
- leserorientiert (nur allgemein verständliche Fachtermini und Abkürzungen verwenden) und
- einfach sein (komplexe prosaische Sätze vermeiden, besser kurze und knappe Sätze).

Merke

Wichtige Informationen sollten immer als wichtig erkennbar sein und sich nicht in unwesentlichen Informationen oder komplexen Sätzen verlieren.

In meinem privaten Umfeld bin ich es gewohnt, dass mich Freunde und Angehörige um Rat fragen, wenn es um Unklarheiten in medizinischen Berichten geht. Häufig muss ich Fachbegriffe und sogar ganze Sätze übersetzen. Vielleicht hast du ähnliche Erfahrungen gemacht?

Cave

Wie viel Fachsprache braucht es?

Anstatt die Qualität unserer Entlassungsbriefe zu verbessern und auf die Bedürfnisse unserer Patienten einzugehen, haben sich im Internet Plattformen etabliert, die darauf spezialisiert sind, Arztberichte zu „übersetzen". Ein völlig falscher Ansatz!

Auch wenn der Entlassungsbrief für ärztlichen Kollegen in Fachsprache verfasst ist, befassen sich Patienten i. d. R. trotzdem sehr intensiv mit ihren Briefen. Der moderne Patient ist ein informierter Patient. Moderne Medien machen es möglich. Durch ein gesteigertes Gesundheitsinteresse und -bewusstsein wirst du mit zunehmend selbstbestimmten und emanzipierten Patienten konfrontiert, die ihre Erkrankung verstehen und an der Entscheidungsfindung selbstbestimmend beteiligt sein möchten. Insbesondere wenn ein gesundheitsförderndes Verhalten des Patienten maßgeblich für einen Therapieerfolg ist, ist das Verständnis ärztlicher Informationen unerlässlich.

Aus der Praxis

KG in TB bis VB … – Häh?

Ein orthopädisch tätiger Kollege berichtete mir einst von folgendem Fall:

Ein 42-jähriger Mann erhielt aufgrund einer aseptischen Hüftkopfnekrose eine nicht zementierte TEP des Hüftgelenk, es folgten Physiotherapie, sowie eine anschließende orthopädische Rehabilitation.

Folgende Behandlungsempfehlungen und Verhaltensinformationen waren im Entlassungsbericht vermerkt:

- Fortsetzung der KG in Eigenregie, Übungsempfehlungen für zu Hause mitgeben.
- Bei Bedarf ergänzend Physiotherapie.
- 14 Tage 30 kg TB, dann vorsichtige Belastungssteigerung bis zur VB.
- Keine forcierten Rotationen und Hebelungen.

Nach der Entlassung war der Patient bemüht, die empfohlenen Übungen in Eigenregie umzusetzen. Letztlich machte er im Fitnessstudio Krafttraining an der Beinpresse mit 100 kg Gegengewicht, was zu einer aseptischen Lockerung der TEP und damit verbundenen operativen Revision führte.

Die Behandlungsempfehlungen in diesem Fall beinhalten gleich mehrere Fallstricke und werfen u. a. folgende Fragen auf:

1. Ist dem Patienten bekannt, dass „TB" Teilbelastung bedeutet?
2. Hat der Patient in der Reha ausreichend gelernt, was 30 kg Teilbelastung bedeutet?
3. Weiß der Patient, was „forciert" bedeutet?
4. Was stellt sich der Patient unter „Hebelungen" vor?
5. Was bedeutet für den Patienten „vorsichtige Belastungssteigerung"? Sowohl bezogen auf den zeitlichen Verlauf als auch auf die Intensität?

Zum einen werden sehr viele fachspezifische Abkürzungen benutzt, zum anderen werden sehr viele Kenntnisse und ein gewisses Grundverständnis vorausgesetzt. Indem du Abkürzungen nutzt, die nicht jedem geläufig sind, setzt du beim Empfänger voraus, dass dieser die Bedeutung der Abkürzung kennt (► Kap. 4.2.3, „Filter des Vergessens").
Unabhängig von der Qualität der Informationen, können auch grundsätzliche kognitive Einschränkungen oder demenzielle Erkrankungen zu einem mangelnden Verständnis führen.
In unserem Fall handelte es sich um einen jungen Mann. Doch tatsächlich fallen ca. 40 % aller endoprothetischen Hüft- oder Knieersteingriffe in die Altersgruppe zwischen 70 und 80 Jahre (Rothbauer 2017). In Abhängigkeit vom Patientenkollektiv werden postoperative Luxationsraten von bis zu 28 % beschrieben. Als patientenabhängige Risikofaktoren werden insbesondere hohes Alter (v. a. > 80 Jahre) und Demenz sowie eine damit häufig verbundene eingeschränkte Therapietreue als hochrelevante Risikofaktoren angeführt (Dargel 2014).
Umso wichtiger ist also eine verständliche Information und Aufklärung des Patienten, die zu einem Gewinn an Sicherheit im Umgang mit seiner Erkrankung und der damit verbundenen Therapie führt.
Im folgenden Abschnitt möchten wir dir näherbringen, warum auch für dich persönlich eine gute Dokumentation von großer Bedeutung ist.

Gesetzliche Dokumentationspflicht

Die wesentlichen Dokumentationspflichten findest du im Bürgerlichen Gesetzbuch im § 630 a–h. Die Verpflichtung zur Dokumentation der Behandlung ist explizit in § 630 f. BGB geregelt: „*(1) Der Behandelnde ist verpflichtet, zum Zweck der Dokumentation in unmittelbarem zeitlichem Zusammenhang mit der Behandlung eine Patientenakte in Papierform oder elektronisch zu führen. Berichtigungen und Änderungen von Eintragungen in der Patientenakte sind nur zulässig, wenn neben dem ursprünglichen Inhalt erkennbar bleibt, wann sie vorgenommen worden sind. Dies ist auch für elektronisch geführte Patientenakten sicherzustellen.*
(2) Der Behandelnde ist verpflichtet, in der Patientenakte sämtliche aus fachlicher Sicht für die derzeitige und künftige Behandlung wesentlichen Maßnahmen und deren Ergebnisse aufzuzeichnen, insbesondere die Anamnese, Diagnosen, Untersuchungen, Untersuchungsergebnisse, Befunde, Therapien und ihre Wirkungen, Eingriffe und ihre Wirkungen, Einwilligungen und Aufklärungen. Arztbriefe sind in die Patientenakte aufzunehmen.
(3) Der Behandelnde hat die Patientenakte für die Dauer von zehn Jahren nach Abschluss der Behandlung aufzubewahren, soweit nicht nach anderen Vorschriften andere Aufbewahrungsfristen bestehen."

Beweislastumkehr

An dieser Stelle bekommt eine gute Dokumentation für dich eine besondere Bedeutung. Sollte dir jemals ein Behandlungsfehler unterlaufen und ein Richter einen „groben Behandlungsfehler" (wird vom Gericht auf Grundlage unabhängiger Gutachten festgestellt) feststellen, so kann er die sog. „Beweislastumkehr" anordnen. Dies bedeutet, dass du als beschuldigter Arzt die fehlende Ursächlichkeit deines Handelns für den Patientenschaden nachweisen muss. Dies kannst du nur, wenn du lückenlos, nachvollziehbar und korrekt dokumentierst. Oder kannst du dich noch daran erinnern was du Montag vor vier Monaten zu Mittag gegessen hast?

Vertragsärztliche Tätigkeit

Der einheitliche Bewertungsmaßstab (EBM), nach dem du bei vertragsärztlicher Tätigkeit (Niederlassung, ambulante Versorgung) mit den gesetzlichen Krankenkassen abrechnest, enthält einige Ziffern, die explizit eine Dokumentation voraussetzen. Diese kann im Rahmen der Wirtschaftlichkeits- und Plausibilitätsprüfung angefordert werden. Ein Fehlen bedeutet Regress.
Auch im Falle einer stationären Behandlung können z. B. für nicht indizierte Prozeduren Abschläge durch MDK-Fallprüfungen erfolgen. Kann nicht eindeutig belegt werden, warum eine Versorgung stationär und nicht ambulant zu erfolgen hat, droht ein vollständiger Fallverlust („Fehlbelegung").

LITERATUR

Argyris C: On Organizational Learning. Cambridge: Blackwell, 1999
Bader A, auf dem Keller S, Puteanus U, Wessel T: Erhalten die Bewohner von Pflegeheimen vor Ort die richtigen Arzneimittel? Gesundheitswesen 2003; 65: 236–242
Blum K, Müller U: Dokumentationsaufwand im ärztlichen Dienst der Krankenhäuser. Das Krankenhaus 2003; 95(7): 544–548
Dargel J, Oppermann J, Brüggemann GP, Eysel P: Dislocation following total hip replacement. Dtsch Arztebl Int. 2014; 111: 884–890. doi10.3238/arztebl.2014.0884

Deutsche Gesellschaft für Allgemeinmedizin und Familienmedizin (DEGAM): Hausärztliche Leitlinie: Multimedikation – Version 1.09, Köln 2014
Faller H, Lang H: Medizinische Psychologie und Soziologie. 4. A. Heidelberg: Springer, 2016; 216
Fidrich A: Allgemeinmedizin. Kreislauf der Kommunikation der kontinuierlichen Patientenbetreuung. München: Elsevier Urban & Fischer, 2019: 199–220
Hanlon JT, Schmader K, Samsa GP et al.: A method for assessing drug therapy appropriateness. J Clin Epidemiol 1992; 45: 1045–1051
McAleer P, Todorov A, Belin P: How Do You Say 'Hello'? Personality Impressions from Brief Novel Voices. PLOS ONE 2014; 9(3): e90779. doi.org/10.1371/journal.pone.0090779
Merkel M, von Dossow V, Zwissler B: Strukturierte Patientenübergabe in der perioperativen Medizin. Der Anaesthesist Mai 2017: 396–403
Präsidiums der DGAI: Strukturierte Patientenübergabe in der perioperativen Phase – Das SBAR Konzept. Anästh Intensivmed 2016: 88–90
Moßhammer D, Haumann H, Mörike K, Joos S: Polypharmacy – an upward trend with unpredictable effects. Dtsch Arztebl Int 2016; 113: 627–633. doi:10.3238/arztebl.2016.0627
Rall M, Lackner C: Crisis Resource Management (CRM) – Der Faktor Mensch in der Akutmedizin. Notfall Rettungsmed 2010; 13: 349–356
Rall M, Gaba DM: Human performance and patient safety. In: Miller RD, ed. Miller's Anesthesia. 7th ed. Philadelphia: Elsevier Churchill Livingstone, 2009: 93–150
Rothbauer F, Zerwes U, Bleß H-H, Kip M: Häufigkeit endoprothetischer Hüft- und Knieoperationen. 2017; doi:.10.1007/978-3-662-53260-7_2
Statistisches Bundesamt. Pressemitteilung Nr. 507: 4,1 Millionen Pflegebedürftige zum Jahresende 2019. 15. Dezember 2020. www.destatis.de/DE/Presse/Pressemitteilungen/2020/12/PD20_507_224.html
St. Pierre M, Hofinger G: Human Factors und Patientensicherheit in der Akutmedizin. Springer 2014: 11 f
Strametz R, Bayeff-Filloff M (Hrsg.): Risikomanagement in der Notaufnahme. 1. A. 2019: 268.
www.aerzteblatt.de/archiv/185989/Kommunikation-Wann-Patienten-zufrieden-sind
Wysham NG et al.: Longterm persistence of quality improvements for ICU communication initiave using the VALUE stragegy. J Crit Care 2014; 29: 450–454

4.4 Merkmale einer gelungenen Kommunikation

„Gedacht heißt nicht immer gesagt,
gesagt heißt nicht immer richtig gehört,
gehört heißt nicht immer richtig verstanden,
verstanden heißt nicht immer einverstanden,
einverstanden heißt nicht immer angewendet,
angewendet heißt noch lange nicht beibehalten."
(Konrad Lorenz. österr. Zoologe u. Verhaltensforscher, 1903–1989)

Wie du bereits gelernt hast, ist die Kommunikation ein zentrales Element der Teamarbeit (▸ Kap. 4.3.2). Insbesondere in Notfallsituationen, an Schnittstellen oder bei hoher Arbeitsbelastung ist Kommunikation sehr anfällig für Störungen (▸ Kap. 4.2). Häufig entstehen aus fehlgeleiteter Kommunikation Folgen, die in der Medizin schwerwiegende Konsequenzen für die Gesundheit des Patienten haben können.

4.4.1 Closed Loop Communication

Ein bewährtes Konzept in der Krisenkommunikation zur Vermeidung von Kommunikationsfehlern ist die **Closed Loop Communication.** Ziel ist es, durch eine Rückbestätigung/Rückkopplung des Nachrichtenempfängers einen eindeutigen Handlungsablauf zu gewährleisten und Fehler zu vermeiden.
Ursprünglich stammt diese Kommunikationsstrategie aus dem Militär und dem Luftfahrtbereich. Insbesondere in HRO (▸ Kap. 9.1) ist die strikte Einhaltung essenziell, da jeder Fehler lebensbedrohliches Potenzial besitzt.

Aus der Praxis

Over and out

Ein gutes Beispiel für eine seit Jahrzehnten funktionierende Closed Loop Communication ist die Funkkommunikation. Hier beispielhaft an einem Funkgespräch zwischen der Leitstelle der Feuerwehr und einem Notarzteinsatzfahrzeug veranschaulicht.

- **Leitstelle:** Leitstelle an NEF-1 – kommen.
- **NEF-1:** NEF-1 hört – kommen.
- **Leitstelle:** Sie fahren: Karlstraße 432, akutes Koronarsyndrom – kommen.
- **NEF-1:** Wir fahren: Karlstraße 4-3-2, akutes Koronarsyndrom – verstanden, Ende.

Wichtig ist, zu beachten, dass du als Anweisender/Sender einer Information

- dein Gegenüber mit Namen direkt ansprichst.
- deine Informationen klar formulierst.
- dich rückversicherst, dass der Empfänger die Aufgabe richtig verstanden hat.

Solltest du weder eine verbale noch eine nonverbale (z. B. direkter Blickkontakt oder Nicken) Antwort erhalten, musst du deine Frage so oft wiederholen, bis du eine adäquate Rückmeldung erhältst. Erst dann kannst du deinen Teammitgliedern neue Aufgaben zuweisen.

Doch was passiert, wenn Prävention und Kommunikation misslingen?

Welche Möglichkeiten du reaktiv hast und wie du dich nach einem Zwischenfall verhalten solltest, erfährst du im nächsten Kapitel.

4.4.2 Fünf Tipps für eine gelungene Kommunikation

In allgemeinen Gesprächssituationen und zur Verbesserung der Arbeitsatmosphäre, können dir folgende Grundsätze helfen, effektiv und kooperativ zu kommunizieren.

Denn wie wir bereits gelernt haben, kann eine grundsätzlich schlechte Arbeitsatmosphäre eine fehlerbegünstigende Bedingung darstellen (▸ Kap. 3.2).

1. **Die richtigen Rahmenbedingungen/Vorbereitung:** Ein Kollegengespräch auf dem Flur zwischen Tür und Angel. Die Mitteilung einer lebensverändernden Diagnose (z. B. Karzinom) in einem Vier-Bett-Zimmer von oben herab vom Fußende des Patientenbettes.
   Die Liste könnte man unendlich verlängern. All diese Beispiele haben eines gemein. Die Rahmenbedingungen des Gesprächs sind gänzlich unpassend oder die Vorbereitung auf das Gespräch ist unzureichend. Für Small Talk oder eine kurze Absprache mag ein Flurgespräch ausreichen. Sensible, persönliche oder kritische Anliegen bedürfen eines geschützten Gesprächsrahmens hinter verschlossener Tür.
   Die Vorbereitung auf ein Gespräch ist für beide Parteien wichtig. Hierzu zählen inhaltliche, mentale sowie zeitliche Vorbereitung. Hierfür müssen zuvor sowohl der Gesprächsanlass als auch der ungefähre Zeitrahmen des Gesprächs bekannt sein.
2. **Wertschätzung des Gesprächspartners:** Das Gespräch mit dem liegenden Patienten vom Bettende aus, während der Visite, oder das Gespräch im Stehen, während dein Gegenüber sitzt, kann herablassend wirken. Auch der falsche Gesprächston kann erniedrigend wirken. Welche Konsequenzen das unter Kollegen oder zwischen Vorgesetzten und Untergebenen haben kann, haben wir bereits in den vorherigen Kapiteln besprochen (Doctor-Nurse-Game, Autoritätengradient; ▸ Kap. 4.3.2).

Merke

Begegne deinem Gegenüber stets auf Augenhöhe und vermittle ein Gefühl der Wertschätzung!

3. **Sich selbst mitteilen:** In jeder Nachricht steckt der Wunsch, seine eigenen Wahrnehmungen dem Gegenüber mitzuteilen. Denn die Wahrnehmung eines jeden Einzelnen ist subjektiv (▸ Kap. 4.2). Häufig erfolgt dies in Form von „Du-Botschaften", die allerdings meist als kritisierend oder besserwisserisch empfunden werden. Dies führt häufig zu Rückzug und Ablehnung deines Gesprächspartners. Ein konstruktives, kooperatives Gespräch ist dann i. d. R. nicht mehr möglich. Gespräche aus der „Ich-Perspektive" öffnen Türen! So offenbarst du deine persönliche Sichtweise und persönlichen Empfindungen ohne Schuldzuweisungen und dein Gesprächspartner empfindet dich eher als empathisch und interessiert.
4. **Trennung von Sachinhalt und Beziehung:** Wenn es um die Sache geht, solltest du versuchen den Gesprächsinhalt von deinen Emotionen zu trennen. Verfolge eine sachbezogene Kommunikation, andernfalls könnte es zu Konflikten und Auseinandersetzungen kommen.
5. **Eindeutige, unmissverständliche Sprache:** Kommunizierte klar, deutlich und unmissverständlich! Vermeide Vorwürfe und Verallgemeinerungen!

LITERATUR

American Heart Association: Best Practices in Hospital Resuscitation Response Teams. American Heart Association. 6. Mai 2015. Online unter www.heart.org/idc/groups/ahaecc-public/@wcm/@gra/documents/downloadable/ucm_474872.pdf

4.5 Verhalten nach einem Zwischenfall

„Als Zwischenfälle gelten unerwünschte Ereignisse (Schäden, engl. adverse events) im Zusammenhang mit einer medizinischen oder pflegerischen Versorgung, die vermeidbar oder unvermeidbar sein kön-

nen. Ebenso zählen fehlerbedingte Beinaheschäden (engl. near misses) als Zwischenfälle.“

(APS, 2017)

Jede Gesundheitseinrichtung ist dazu verpflichtet einen Patienten zu informieren, wenn Umstände erkennbar sind, die einen eigenen oder fremden Behandlungsfehler annehmen lassen und der Patient explizit danach fragt (§ 630 c, Abs. 2, Satz 2 BGB).
Ist es zu einem Zwischenfall gekommen, so verlieren Patienten häufig das Vertrauen in die Medizin und/oder den direkten Behandler und das nicht ärztliche Personal. Insbesondere wenn weitere Therapien erforderlich sind oder eine weitere Diagnostik notwendig ist, entweder aufgrund des Behandlungsprozesses oder um Fehler zu korrigieren, hat die Rückgewinnung des Vertrauens des Patienten und seiner Angehörigen höchste Priorität. Bei Gesprächen in der Folge solltest du viel Empathie und Verständnis zeigen und auf die Bedürfnisse deines Patienten eingehen.

4.5.1 Externe Kommunikation

Grundsätzlich gilt: Ist ein unerwünschtes Ereignis eingetreten, wollen Patienten schnellstmöglich darüber informiert werden. Offensichtliche Fehler sollten zur Stärkung des Vertrauens, direkt mit einer Entschuldigung angesprochen werden.
Doch was darfst du als Arzt sagen und was solltest du auf keinen Fall tun oder äußern?

Merke

„Ausdruck von Bedauern, wahrheitsgemäße Erklärungen über Tatsachen und Erläuterungen medizinischer Sachverhalte sind kein Anerkenntnis und führen nicht zum Verlust des Versicherungsschutzes!“

(APS 2018)

Es spricht nichts dagegen, den betroffenen Patienten über Tatsachen aufzuklären. Über folgende Punkte darfst und sollst du, wenn möglich, informieren:
- was geschehen ist,
- wie es geschehen konnte,
- du darfst und sollst dein Bedauern und Mitgefühl ausdrücken und
- dich ggf. entschuldigen.

4.5.2 Interne Kommunikation

Doch nicht nur das Gespräch mit Patienten, deren Angehörigen und Dritten ist von Bedeutung. Auch das interne Gespräch unter Kollegen zur Aufarbeitung eines unerwünschten Ereignisses ist von großer Bedeutung.
Als Beteiligter fühlst du dich vielleicht schuldig oder mitschuldig an einem schweren oder sogar tödlichen Verlauf. Es besteht in diesem Fall für dich die Gefahr „zweites Opfer“ (Second Victim) neben deinem Patienten zu werden (▸ Kap. 7.1). In Einzelfällen kann dies sogar zur Unfähigkeit führen, den Arztberuf weiter ausüben zu können.
Einige Formen von Nachbesprechungen (Debriefings) sind bereits etabliert:
- Fallbesprechungen/Fallkonferenzen
- Morbiditäts-/Mortalitätskonferenzen

Merke

Grundsätze für das Gespräch mit betroffenen Mitarbeitern (nach APS 2017)

Zeitnah nach dem Zwischenfall:
- Spreche erst mit den am Zwischenfall Beteiligten, dann mit dem Team.
- Plane ausreichend Zeit und einen angemessenen Raum ein.
- Schaffe eine Atmosphäre, die die Mitarbeiter ermutigt, ihre Meinung zu äußern und aktiv an der Aufklärung des Zwischenfalls mitzuwirken.

Im weiteren Prozess der Aufarbeitung: Beachte eine strikte Vertraulichkeit, solange der Zwischenfall noch nicht aufgeklärt ist.

Praxistipp

- Informiere dich vorab über die Verhaltensregeln deiner Einrichtung und richte dich danach.
- Verweise im Zweifel auf den für die Krisenkommunikation Verantwortlichen und mache von deinem Zeugnisverweigerungsrecht Gebrauch (ärztliche Schweigepflicht)!

LITERATUR

Aktionsbündnis Patientensicherheit e.V. (APS): Reden ist Gold. Berlin, 2017. www.aps-ev.de/wp-content/uploads/2016/08/APS_Reden_ist_Gold_2017.pdf
Aktionsbündnis Patientensicherheit e.V. (APS): Reden ist der beste Weg. Berlin, 2018. www.aps-ev.de/wp-content/uploads/2017/09/2018-PI_Reden_bester_Weg_2Aufl.pdf
Ulsenheimer K, Bock RW: Juristischer Notfallkoffer®. Berufsverband Deutscher Anästhesisten, BDA (Hrsg.). www.bda.de/service-recht/rechtsfragen/juristischer-notfallkoffer.html

Reinhard Strametz

05 Der Alkoholiker mit Schlaganfall und viele andere diagnostische Fallstricke

Diagnostische Fehler stellen neben Medikations- und Behandlungsfehlern die relevanteste Ursache von Patientenschädigung dar. Sie sind in den USA bereits der häufigste Grund von Schadenersatzklagen (Saber Tehrani 2013; Gupta 2018).
Während laut Studienlage in technischen Disziplinen wie der Radiologie mit einer Fehldiagnoserate von ca. 5 % zu rechnen ist, ergeben Untersuchungen in der Notfallmedizin Fehlerraten von 10–15 % (Berner, Graber 2008). Das Institut of Medicine der National Academies of Sciences, Engineering and Medicine schätzt in seinem 2015 veröffentlichten Bericht „Improving Diagnosis in Healthcare" (Balogh 2015), dass nahezu jede Person in den USA im Lauf ihres Lebens mindestens einmal Opfer einer medizinischen Fehldiagnose werden wird.
Warum ist das so? Denn eigentlich ist doch alles ganz einfach: Nach einer gründlichen Anamnese, die uns die pathognomonischen Symptome der Erkrankung liefert, und einer zielgerichteten Diagnostik, stellen wir eine Diagnose, die zu einer zielgerichteten therapeutischen Intervention führt. So weit, so hypothetisch.

Aus der Praxis

Hütchen-Harry

Es ist Samstagabend in einer großen Notaufnahme eines städtischen Krankenhauses, als ein dort allen bestens bekannter Patient mit dem Spitznamen Hütchen-Harry vom Rettungsdienst eingeliefert wird. Der durch den konstant pathologisch erhöhten Konsum eines Whiskey-Cola-Gemischs (= Hütchen) bekannte Patient, war auf dem Gehweg gestützt und nach Eintreffen der Polizei weder in der Lage zu seiner Person noch zu dem Geschehen Angaben zu machen, jedenfalls konnten die gerufenen Polizeibeamten seine Äußerungen nicht verstehen. Aufgrund des deutlichen Alkoholgeruchs und der offensichtlichen Hilflosigkeit wurde der Patient vom Rettungsdienst in die nächstgelegene Notaufnahme gebracht und dort, wie zahlreiche Male zuvor, in den Ausnüchterungsbereich verbracht. Routinemäßig erhält der Patient, der *„heute wohl besonders hart gefeiert hat"*, eine Infusionslösung, die Blutzuckerbestimmung ergibt einen physiologischen Wert. Als der Patient am nächsten Morgen immer noch somnolent ist, wird ein Notfalllabor mit Alkoholwertbestimmung veranlasst, das jedoch nur noch einen Restalkoholwert im Blut von < 0,1 ‰ zeigt. Im Notfall-CT zeigt sich ein ausgeprägter zerebraler Infarkt, der die Ursache des Sturzes, der Bewusstseinseintrübung und der verwaschenen Sprache war.

Der Prozess der Diagnosestellung kann langwierig und risikobehaftet sein. Das erschließt sich bereits jedem während der medizinischen Grundausbildung, wenn zu bestimmten körperlichen Symptomen, wie z. B. plötzlich einsetzendem Brustschmerz, alle infrage kommenden Differenzialdiagnosen gelernt werden müssen. Die Leitlinien für das Management des akuten Koronarsyndroms der European Society of Cardiology in der Version von 2015 listen nicht weniger als 27 Differenzialdiagnosen zum akuten Koronarsyndrom bei plötzlich einsetzendem Brustschmerz auf (ESC 2015), was selbst für die in der Medizin gängigen Merksprüche eine Herausforderung darstellt. Auch wenn nicht jede der dort genannten Möglichkeiten akut lebensbedrohlich ist, kann eine Fehldiagnose unmittelbar tödliche Auswirkungen für den Patienten haben, wie in dem Fall, den ein Kardiotechniker eines deutschsprachigen Krankenhauses berichtet hat:

Aus der Praxis

Zu schnell im Herzkatheterlabor

Ein 53-jähriger Patient wurde mit akutem Brustschmerz durch den Rettungsdienst in die Notaufnahme eines Krankenhauses der Maximalversorgung gebracht. Anamnestisch waren bereits zwei Myokardinfarkte in der Vorgeschichte bekannt. Der Patient klagte über Brustschmerzen, die in den Arm ausstrahlten und diesmal besonders schlimm waren. In der Notaufnahme wurde keine Zeit verloren und der Patient noch auf der Trage des Rettungsdienstes ins Herzkatheterlabor verlegt, schließlich sollte die Ischämiezeit des Herzens möglichst kurz gehalten werden. Auf dem Untersuchungstisch des Herzkatheterlabors kollabierte der Patient und wurde sofort reanimationspflichtig. Es zeigte sich eine ausgedehnte Aortendissektion. Wir wurden hinzugerufen, um den Patienten an die Herz-Lungen-Maschine anzuschließen, um ihn im herzchirurgischen OP einer Notoperation zu unterziehen. Der Patient ist allerdings dabei verstorben. Insbesondere das Team in der Notaufnahme hat sich nachher große Vorwürfe gemacht, da niemand diese Diagnose „auf dem Schirm" hatte.

Eine Fehldiagnose, wie in dem oben geschilderten Fall kann also zu einer teilweise gravierenden Fehlbehandlung führen, da wir auf dem Pfad der Versorgung an früher Stelle die falsche Abzweigung nehmen und vom rechten Weg abkommen. Warum dies im Fall von Hütchen-Harry und im Fall des Patienten mit Aortendissektion passiert ist, werden wir später klären, da es jeweils eine typische Fallkonstellation gab, die die Handelnden zu diesen Fehlannahmen führten.

Zuvor sollten wir uns aber kurz die Zeit nehmen, die Physiologie menschlicher Entscheidungen zu verstehen, so wie wir sie heute kennen, um daraus Muster ableiten zu können, die letztlich zu Fehlern im Entscheidungsprozess führen. Das Erklären menschlicher Entscheidungen, unabhängig davon, ob im Gesundheitswesen oder in anderen Lebenssituationen, ist Forschungsgebiet der kognitiven Psychologie.

Einer der prominentesten Vertreter dieses Fachs ist Daniel Kahnemann, der für seine Prospekt-Theorie im Jahr 2002 den Nobelpreis für Wirtschaftswissenschaften erhielt. In seinem Weltbeststeller „Schnelles Denken, langsames Denken" beschreibt er die beiden unterschiedlichen Systeme, die bei menschlichen Entscheidungen zur Anwendung kommen (Kahnemann 2012).

Das sog. System-1-Denken repräsentiert unser intuitives Denken, das zu Routineentscheidungen führt, die uns kein angestrengtes Nachdenken abverlangen und somit energieschonende Entscheidungen treffen lassen. Kahnemann selbst nennt als Beispiel eine Fahrt mit dem Fahrrad, bei der wir intuitiv einem Hindernis ausweichen. Würden wir das **System 1** hier nicht nutzen, dann kämen wir erst zur Entscheidung, wenn wir bereits schmerzhafte Bekanntschaft mit dem Asphalt gemacht hätten. Das System 1 kann uns also in bestimmten Situationen sehr gute Dienste leisten.

Es gibt aber auch die Situationen, die angestrengtes Nachdenken erfordern und in denen Bauchentscheidungen und Schnellschüsse unangebracht sind. Hier kommt dann unser sog. **System 2** ins Spiel. Beide Systeme sind im diagnostischen Entscheidungsprozess im Einsatz. Das System 1 fängt einfache Entscheidungen ab, die wir im Rahmen zunehmender Erfahrung und klinischer Routine treffen können, das System 2 lässt uns bei neuen Problemen oder besonderen Herausforderungen innehalten. Grafisch lässt sich das Ganze in einem Modell nach Crosskerry (Crosskerry 2009) wie in ► Abb. 5.1 dargestellt erklären.

Warum ist diese Theorie nun für uns relevant und derart wichtig? Wenn wir uns dieser beiden Entscheidungsmechanismen bewusst sind und anerkennen, dass wir manchmal im falschen System unterwegs sind, dann haben wir die Chance, Entscheidungen zu korrigieren. Wir können lernen, vorschnell getroffene Entscheidungen zu hinterfragen und zu korrigieren, also System-1-Entscheidungen mit System-2-Denken zu überschreiben. Andererseits können wir aber in bestimmten Situationen, in denen unsere Entscheidungen besonders rational erscheinen, auch mit einem Bauchgefühl korrigieren.

Aus der Praxis

Der wird Probleme machen, ich weiß nur noch nicht wie!

So gibt es immer wieder klinische Situationen, die uns suspekt erscheinen, obwohl in den erhobenen Befunden kein objektives Problem feststellbar ist. Dies anzuerkennen, hat mich und vor allem einige meiner Patienten in der Vergangenheit vor Schaden bewahrt, da diesen Personen meine besondere Aufmerksamkeit zuteil wurde. So entwickelte ich im Lauf der Zeit bei manchen Patienten eine Art „sechsten Sinn" und konnte in einigen Fällen tatsächlich voraussagen, dass mir dieser Patient, in welcher Art auch immer „Probleme bereiten wird". Auch wenn manche meiner Prognosen nicht zutrafen und mich manche Kollegin oder mancher Kollege als zu kritisch (DD: paranoid) angesehen hatte, ich habe mich lieber zugunsten manches Patienten geirrt, als mein Bauchgefühl zu ignorieren und zu sorglos zu sein.

Wenden wir uns nun den Theorien zu Fehldiagnosen zu. Diese lassen sich grundsätzlich unterscheiden in schuldlose, kognitiv bedingte und systemische Fehldiagnosen (► Tab. 5.1).

Hieraus wird deutlich, dass wir uns mit verschiedenen Methoden vor Fehldiagnosen schützen

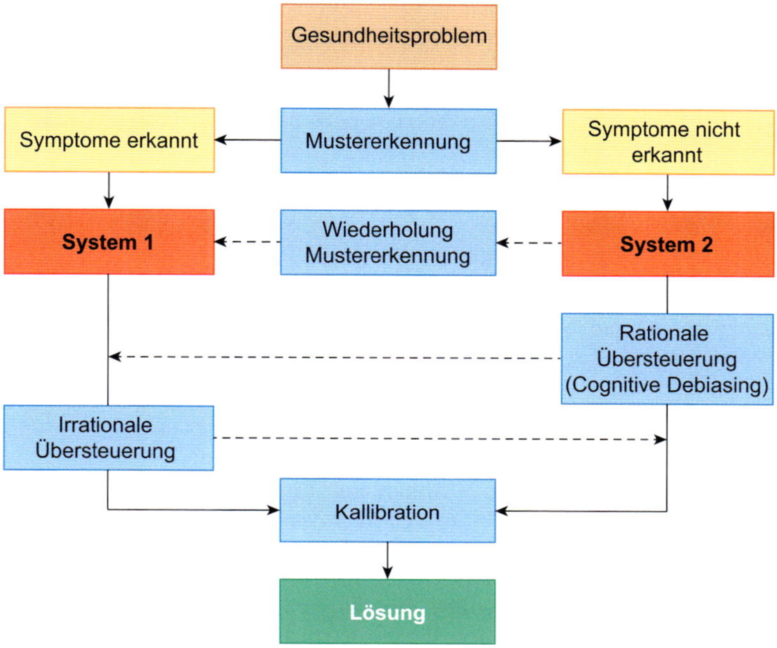

Abb. 5.1 Medizinische Diagnosestellung unter Verwendung von System 1 und 2 nach Crosskerry (2009) [L143]

Tab. 5.1 Ursachen für Fehldiagnosen (nach Graber 2005)

	Schuldlos	Kognitiv bedingt	Systemisch bedingt
Beispielhafte Gründe	• Fehlende Symptome • Nicht mitgeteilte Beschwerden • Atypische Konstellationen	Falsche/unzureichende Verarbeitung	• Inkorrekte Ergebnisse • Unzureichende/fehlerhafte Dokumentation • Unzureichende Kommunikation
Präventionsansätze	• Sehr begrenzt • Ggf. intensivierte aktive Abfrage von Symptomen und Ermutigung des Patienten, auch „Irrelevantes" mitzuteilen	• Kenntnis kognitiver Verzerrungsformen (kognitiver Bias) • Aktive Maßnahmen zur Minimierung von kognitiven Bias-Formen	• Qualitätssicherung in der Diagnostik • Standardisierung und Automatisierung medizinischer Dokumentation • Aktive Vigilanzsysteme bei kritischen Befunden, ggf. unter Nutzung von künstlicher Intelligenz

müssen, auch wenn wir eine Fehlerfreiheit im diagnostischen Prozess nicht garantieren können.

Die Weltgesundheitsorganisation listet unter den systemischen Ursachen für Fehldiagnosen beispielsweise die in ► Tab. 5.2 genannten Faktoren auf.

Während die Maßnahmen zur Minimierung systemischer Fehldiagnosen häufig weit außerhalb des persönlichen Einflussbereichs liegen, können insbesondere die durch mangelhafte Teamarbeit oder kognitive Fehler verursachten Fehldiagnosen auch gut selbst korrigiert werden. Dazu müssen wir aber noch etwas tiefer in die Ursachenanalyse einsteigen, um das Phänomen Fehldiagnose aufgrund mangelhafter Teamarbeit und kognitiver Bias-Formen zu verstehen.

Wie im Modell von Crosskerry gezeigt, treffen wir viele Entscheidungen in unserem Leben mit dem System 1. Wir wenden dabei über eine Mustererkennung eine Heuristik an, also eine auf (Vor-)

Tab. 5.2 Systemische Ursachen für Fehldiagnosen (Übersetzung nach Singh et al. 2016)

Faktoren	Mögliche Szenarien
Eingeschränkter Zugang zu qualitativ hochwertiger Primärversorgung	Einschränkung durch Entfernung, fehlende Informiertheit, unzureichende Zahl möglicher Behandlungsoptionen in einer Region oder unzureichender Versicherungsstatus
Mangel an qualifizierten Behandelnden	Unzureichende Zahl ausgebildeter Ärzte/Pflegender, Sprach- oder Kulturbarrieren zwischen Behandelnden und Patienten, schlechte Arbeitssituation
Unzureichende Verfügbarkeit diagnostischer Tests	Notwendige Untersuchungsoptionen stehen nicht zur Verfügung oder ihre Qualität ist unzureichend
Unzureichende Koordination/ mangelhaftes Follow-up	Konsultationen nach Tests erfolgen verspätet, Testergebnisse sind bei Konsultation noch nicht verfügbar, pathologische Befunde werden nicht nachverfolgt, Informationsverlust innerhalb einer Organisation oder an Organisations- bzw. Sektorengrenzen (z. B. zwischen stationär und ambulant Behandelnden)

Erfahrung basierende kognitive Abkürzung. Das spart Zeit und Energie und ist an sich nicht verwerflich, sondern an vielen Stellen notwendig und effektiv. Jedoch ist diese Art des Denkens auch besonders anfällig für sog. kognitive Bias-Formen, also systematische Verzerrungen, die uns letztlich wie im Fall von Hütchen-Harry und des Patienten im Herzkatheterlabor zu falschen Entscheidungen mit fatalen Folgen führen können.

Merke

"The human brain is a complex organ with the wonderful power of enabling man to find reasons for continuing to believe whatever it is that he wants to believe."

(Voltaire, franz. Philosoph u. Schriftsteller, 1694–1778)

Einige der wichtigsten Bias-Formen mit konkreten klinischen Beispielen werden in ► Tab. 5.3 erläutert. Anhand der Beispiele ist nun auch klar, welche Ursachen bei Hütchen-Harry und dem Patienten mit Aortenaneurysma verantwortlich dafür waren, dass letztlich fatale Fehldiagnosen gestellt worden sind.

Bezüglich der Selbstüberschätzung als möglicher Ursache kann man viele medizinische Karrieren in die vier klassische Phasen der (un-)begründeten (Un-)Sicherheit unterteilen:

- Phase 1: die begründete Unsicherheit
- Phase 2: die unbegründete Sicherheit
- Phase 3: die unbegründete Unsicherheit
- Phase 4: die begründete Sicherheit

Die medizinische Karriere beginnt zunächst mit der **begründeten Unsicherheit,** die wahrscheinlich am augenscheinlichsten ist. Es beginnt ein neuer, ungewohnter Lebensabschnitt mit großer Verantwortung und geringer Erfahrung. Viele Arbeitsprozesse sind ungewohnt, ebenso wie die daraus resultierenden Belastungen. Das System-1-Denken ist wenig ausgeprägt und nahezu alle Entscheidungsprozesse erfordern zunächst System-2-Denken, was viele kognitiven Ressourcen verbraucht und erschöpfen kann.

Nach und nach stellt sich bei fortgeschrittener Weiterbildung oder erfolgreich absolvierter Facharztprüfung mit klinischer Erfahrung und Gewöhnung eine **zunehmende Sicherheit** und Routine ein. Dies führt in vielen Fällen zu einer Zunahme der Berufszufriedenheit und zu einer Zunahme des beruflichen Selbstvertrauens, was zunächst sehr gut ist. Allerdings ist die Gefahr für Selbstüberschätzung in dieser Phase besonders hoch, die Behandelnden sind in dieser Phase ihrer Karriere besonders vulnerabel für schwerwiegende Fehler, zumal der Verantwortungsbereich deutlich größer ist als in der Phase begründeter Unsicherheit. In vielen Schadensfallanalysen zeigt sich, dass es in diesem Stadium zu bedeutenden Fehlern kommt, die bestenfalls nur einen Beinahe-Schaden verursachen, schlimmstenfalls den Patienten katastrophal schädigen.

Dies führt unmittelbar in die dritte Phase, die der **unbegründeten Unsicherheit,** da ein derartiges Ereignis bei den meisten Behandelnden mit einer abrupten Abnahme des Vertrauens in die eigenen Fähigkeiten einhergeht, die über den eigentlichen Fall hinaus noch lange anhalten kann.

Mit Überwindung dieses Zustands stellt sich im Zuge umfangreicher Berufs- und Lebenserfahrung dann hoffentlich das Stadium der begründeten Sicherheit ein, in der einerseits das eigene Fachgebiet beherrscht, andererseits aber aus Erfahrung des eigenen Handelns und der Kenntnis von Fehlern anderer die Grenzen der eigenen Kompetenz realistisch eingeschätzt und anerkannt werden.

Viele durch kognitiven Bias-Formen verursachte Fehler ließen sich u. a. durch eine gute Teamarbeit minimieren wie in ► Kap. 4 beschrieben:

Tab. 5.3 Ausgewählte kognitive Bias-Formen mit Fallbeispielen (nach Christ, Cajöri 2009 basierend auf Crosskerry 2009b)

Heuristik/Bias-Form	Ablauf der Heuristik/Bias-Form	Praktisches Beispiel
Verfügbarkeitsheuristik (Availability Heuristic)	Die Diagnose wird von den in meinem Gedächtnis verfügbaren, ähnlichen Fällen beeinflusst.	Meine letzten 5 Patienten mit Rückenschmerzen hatten muskuloskelettale Probleme. Die tatsächliche Erkrankung (Bauchaortenaneurysma) kommt daher für mich als Differenzialdiagnose nicht in Betracht.
Ankerheuristik (Anchoring Effect)	Ich kann meine Diagnose nicht revidieren, trotz neuer Informationen, die eine andere Diagnose vermuten lassen.	
Repräsentativitätsheuristik (Attribution Bias)	Basierend auf Ähnlichkeitsprinzipien und Vernachlässigung von Basisinformationen stecke ich den Patienten in eine Schublade, der ich eine bevorzugte Diagnose zuordne.	Bei einer jungen, nervösen Patientin mit Gewichtsverlust diagnostiziere ich Anorexia nervosa, die richtige Diagnose wäre hingegen Zöliakie gewesen.
Einrahmungseffekt (Framing Effect)	Meine Diagnose wird dadurch beeinflusst, wie mir der Fall vorgestellt wird.	Der Patient mit Brustschmerzen wird mir als Herzpatient mit Zustand nach ACS präsentiert. Dies kanalisiert mein Denken auf die Diagnose ACS und ich übersehe das Aortenaneurysma.
Bestätigungsfehler (Confirmation Bias)	Ich messe einer Information zu starke Gewichtung bei und ignoriere andere Informationen, die das Gegenteil beweisen.	Ein Diabetiker wird mit rezidivierendem Erbrechen und hohem HbA1c-Wert eingewiesen. Ich diagnostiziere eine diabetische Gastroparese, unterlasse aber eine Fundoskopie zum Ausschluss erhöhten Hirndrucks (der eigentlichen Ursache für das Erbrechen).
Selbstüberschätzung (Overconfidence)	Ich überschätze meine eigene Kompetenz.	
Diagnosis momentum	Nach Stellen der Diagnose hört das Denken auf.	Bei einem Patienten mit Wesensveränderung wird eine Persönlichkeitsstörung diagnostiziert. Die somatische Abklärung und Identifikation des ursächlichen Frontallappentumors erfolgt zunächst nicht.
Vorzeitige Schlussfolgerung (Premature Closure)	Ich akzeptiere plausible, aber nicht verifizierte Diagnosen und suche nicht nach anderen, ggf. wichtigeren Diagnosen.	Ein bekannter Alkoholiker mit Bewusstseinsstörung bei Zustand nach Sturz und verwaschener Sprache wird ohne Blutalkoholbestimmung zur Ausnüchterung aufgenommen. Der zerebrale Infarkt wird erst am nächsten Tag bemerkt.

Praxistipp

Speak up for Patient Safety!

Wenn in einem Behandlungsteam Arbeitsdiagnosen von Kolleginnen und Kollegen hinterfragt und mutmaßliche Fehldiagnosen angesprochen werden dürfen (Speak-up), dann kann durch diesen zusätzlichen Kontrollmechanismus ein bereits gemachter Fehler frühzeitig entdeckt und ggf. noch rechtzeitig korrigiert werden. Dies setzt allerdings eine konstruktive und kollegiale Arbeitsatmosphäre voraus, die in den vielerorts traditionell hierarchischen Systemen nicht existiert. Nur wenn es erlaubt, besser sogar erwünscht ist, dass im Behandlungsteam unabhängig von Hierarchiestufe oder Berufsgruppenzugehörigkeit Entscheidungen kritisch hinterfragt werden, kann die Größe des Behandlungsteams ein Sicherheitsfaktor für die Patientenversorgung werden.

Eine solche positive Veränderung muss jedoch immer bei dir selbst anfangen: Daher empfehlen sich folgende fünf elementare Tipps zur Vermeidung eigener Fehldiagnosen.

Praxistipp

Kenne deine Feinde!

Kenne den Entstehungsprozess menschlicher Entscheidungen und erkenne kognitive Biases. Achte darauf besonders in Hochrisikosituationen, so wie sie in den vorherigen Kapiteln bereits beschrieben wurden. Immer dann, wenn du eigentlich gar keine Zeit dafür hast, brauchst du dieses Wissen am meisten!

Praxistipp

Entrümpele kognitive Prozesse!

Statt dein Gedächtnistraining für administrative Prozesse zu verwenden (z. B. unzählige Telefonnummern auswendig lernen müssen), solltest du genug Kapazität für kritisches Denken vorhalten. Daher sollten intellektuell anspruchslose Tätigkeiten so schnell wie möglich fehlerfrei über System-1-Denken erfolgen können. Checklisten, Algorithmen, Scores und andere Hilfsmittel können dich dabei unterstützen, mehr Zeit für die wirklich kognitiv anspruchsvollen Tätigkeiten zu haben. Unter anderem ein gutes Qualitätsmanagement ist dabei dein natürlicher Freund, da es Einarbeitung in neue Tätigkeiten erleichtert und Abläufe standardisiert.

Praxistipp

Entwickle eine positive Arbeitskultur mit Feedbackmechanismen!

Wir liegen in unseren Einschätzungen oft falsch. Du, ich, alle! Kollektive Intelligenz kann das korrigieren, wenn man sie zulässt. Niemand mag es, wenn getroffene Entscheidungen infrage gestellt werden, aber hier ist es so notwendig wie selten. Stelle dich selbst infrage und gebe anderen wertschätzendes Feedback. Entscheidend ist dabei nicht nur, ob du eine Diagnose für richtig oder falsch hältst, sondern auch zu diskutieren, warum die Entscheidung so getroffen wurde. Das kann dir und anderen helfen, den kognitiven „Lieblings"-Bias zu erkennen und sich aktiv zu verbessern. Dies erhöht v. a. die eigene Sicherheit und Zufriedenheit, zahlt sich am Ende also aus. Wenn dies nicht in der ganzen Abteilung geht, suche dir einzelne Verbündete und unterstützt euch gegenseitig durch Feedback.

Praxistipp

Gehe systemische Ursachen für Fehldiagnosen konsequent an!

Wir haben in ▸ Kap. 3 über Humanfaktoren gesprochen, da diese Fehler triggern. Müdigkeit, unnötige Arbeitsunterbrechungen, unnötiger Zeitdruck und negative Emotionen triggern falsche Entscheidungen, auch Fehldiagnosen. Sei dir dessen bewusst und versuche diese Situationen zu vermeiden. Sollte dies nicht möglich sein, hinterfrage nach Überwindung dieser Situation deine wichtigen Entscheidungen nochmals bewusst, da erfahrungsgemäß die Fehlerrate unter Druck wesentlich höher ist als unter Normalbedingungen.

Praxistipp

Trainiere diagnostische und fachliche Fähigkeiten!

Die Kenntnis von möglichen Fehlerursachen hilft nur, wenn das theoretische Wissen fundiert und die praktischen Fertigkeiten eingeübt und sicher beherrscht werden. Zur fachlichen Expertise gehört im Bereich der Diagnostik auch, die Zuverlässigkeit eines diagnostischen Verfahrens (positiver und negativer prädiktiver Wert bei vorliegender Vortestwahrscheinlichkeit) zu kennen. Auch das falsche Vertrauen in ein positives oder negatives Testergebnis kann zu schwerwiegenden Fehldiagnosen führen, die vermeidbar gewesen wären!

LITERATUR

Balogh EP, Miller BT, Ball JR (Hrsg.): Improving Diagnosis in Health Care. Washington 2015

Berner ES, Graber ML: Overconfidence as a cause of diagnostic error in medicine. The American journal of medicine. 2008; 121. doi:10.1016/j.amjmed.2008.01.001

Christ M, Cajöri G-A: Fehldiagnose. In: Strametz R, Bayeff-Filloff M (Hrsg.), Risikomanagement in der Notaufnahme, 1. A. 2019; 128–139

Croskerry P: A universal model of diagnostic reasoning. Academic medicine: journal of the Association of American Medical Colleges. 2009; 84: 1022–1028. doi:10.1097/ACM.0b013e3181ace703

Croskerry PA: Cognitive and affective dispositions to respond. In: Croskerry P (Ed.), Patient safety in emergency medicine. Philadelphia: Wolters Kluwer Health, 2009; 219–227

Graber ML, Franklin N, Gordon R: Diagnostic error in internal medicine. Archives of internal medicine. 2005; 165: 1493–1499. doi:10.1001/archinte.165.13.1493

Gupta A, Snyder A, Kachalia A et al.: Malpractice claims related to diagnostic errors in the hospital. BMJ quality & safety. 2017; 27. doi:10.1136/bmjqs-2017-006774

Kahneman D: Schnelles Denken, langsames Denken. München: Siedler, 2012.

Roffi M, Patrono C, Collet J-P et al.: 2015 ESC Guidelines for the management of acute coronary syndromes in patients presenting without persistent ST-segment elevation: Task Force for the Management of Acute Coronary Syndromes in Patients Presenting without Persistent ST-Segment Elevation of the European Society of Cardiology (ESC). European heart journal. 2016; 37: 267–315. doi:10.1093/eurheartj/ehv320

Saber Tehrani AS, Lee H, Mathews SC et al.: 25-Year summary of US malpractice claims for diagnostic errors 1986–2010: An analysis from the National Practitioner Data Bank. BMJ quality & safety. 2013; 22: 672–680. doi:10.1136/bmjqs-2012-001550

Singh H, Onakpoya I, Thompson MJ, Graber ML, Schiff G: Diagnostic errors. Genf: World Health Organization. 2016

Reinhard Strametz

06

Das andere Links und viele weitere therapeutische Fallstricke

Auch wenn im Prozess der Diagnostik bereits viele Fallstricke lauern, so gibt es insbesondere im Bereich der Therapie zahlreiche, schwerwiegende Patientensicherheitsprobleme. Nicht jede Therapie erzielt automatisch den gewünschten (Heilungs-)Erfolg und es können bei jeder medizinischen Maßnahme, wie bereits in ▸ Kap. 1 erwähnt, unerwünschte, aber unvermeidbare Nebenwirkungen und Risiken auftreten. Neben diesen unvermeidbaren Risiken und Schädigungen gibt es jedoch eine hohe Anzahl unerwünschter Ereignisse, die nach Betrachtung des Einzelfalls oder durch vorhandene Statistiken als vermeidbar anzusehen sind.

Nach derzeitigen Rahmenwerken wie dem sog. Never Events Framework des britischen National Health Service (NHS 2018) oder der Liste der Serious Reportable Events (SRE) des US-amerikanischen National Quality Forum (NQF 2011) zählen hierzu z. B. folgende Ereignisse, die **gravierende, vermeidbare Patientenschäden** auslösen können:

- Verwechslungen im Rahmen von Operationen (Wrong Site Surgery)
- Unbeabsichtigter Verbleib von Fremdkörpern einer OP/Intervention
- Fehler in der Arzneimitteltherapie durch Verwechslung oder Fehldosierung
- Fehltransfusionen, insbesondere bei AB0-Inkompatibilität
- Fehlerhaft platzierte Naso-/Gastralsonden
- Fehlbedienung von Medizinprodukten
- Einbringen metallischer Gegenstände in ein MRT

Neben diesen unmittelbaren und am Patienten erfolgenden Fehlern können weitere **Fehler im organisatorischen Ablauf** ebenfalls für erhebliche Schäden sorgen. Hierunter würden z. B. fallen:

- Der Verlust einer nicht wiedergewinnbaren Probe (z. B. auf dem Transport in die Pathologie)
- Ein nicht oder zu spät kommunizierter interventionsbedürftiger Untersuchungsbefund
- Die Entlassung einer nicht geschäftsfähigen/hilflosen Person ohne angemessene Begleitung
- Die Versorgung durch Personen, die ihre berufliche Qualifikation nur vortäuschen

Zwar liegen die letztgenannten Probleme nicht immer im therapeutischen Einfluss aller Behandelnden, aber die Aufzählung soll trotzdem für mögliche Probleme sensibilisieren, die im Zuge der eigentlichen Therapie entstehen und so die Patientensicherheit massiv gefährden können.

Vermeidbare unerwünschte Ereignisse unterliegen hierbei dem in ▸ Abb. 6.1 dargestellten sog. Eisberg-Prinzip, das in den 1930er-Jahren durch den Versi-

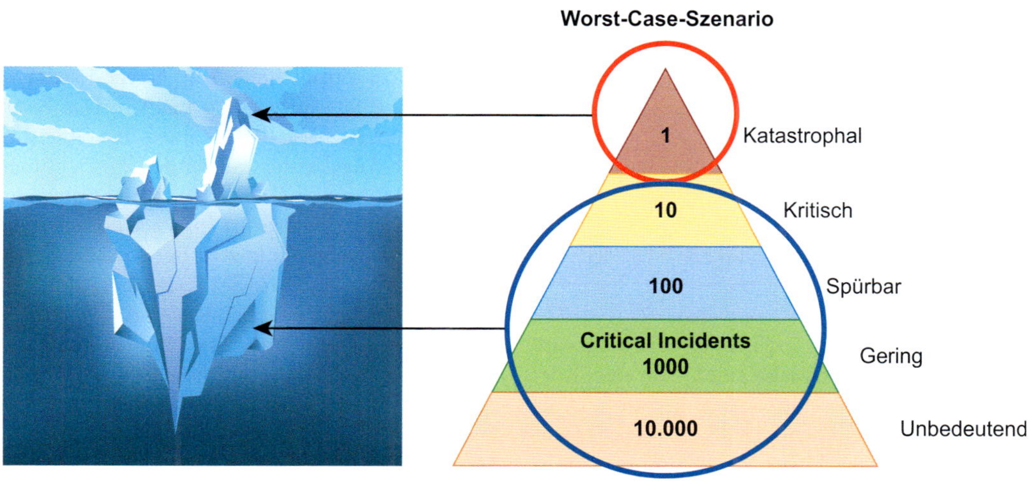

Abb. 6.1 Eisberg-Prinzip [G1033][J787] [L143]

cherungsmathematiker Heinrich als sog. Heinrichs Gesetz bekannt wurde.
So kommt es statistisch gesehen zu einer Vielzahl unsicherer Handlungen, die meist gar nicht bemerkt werden, in einigen Fällen zu leichten oder mittelschweren Schäden und in seltenen Fällen zu katastrophalen Verläufen. Wenn es jedoch zu schweren Schäden kommt, so ist dies letztlich keine „Verkettung unglücklicher (schicksalhafter) Umstände", sondern die Spitze eines ansonsten unsichtbaren Eisbergs unsicherer Handlungen, die durch Sicherheitsmaßnahmen hätten vermieden werden können. Systemische Sicherheitsbarrieren können den Eisberg unsicherer Handlungen abschmelzen und so einerseits die Zahl unsicherer Handlungen, andererseits aber auch das Risiko eines gravierenden Schadens minimieren.
Auch wenn die eben beschriebenen Ereignisse nicht alle therapeutischen Fehler beschreiben, so lohnt es sich doch, diese Probleme einmal exemplarisch zu besprechen und mögliche Lösungsansätze zur Risikominimierung aufzuzeigen.

6.1 Verwechslungen im Rahmen von Operationen (Wrong Site Surgery)

Aus der Praxis

Das andere Links

Einer 34-jährige Patientin soll im Glutealbereich links operiert werden, um eine suspekte Gewebeveränderung zu entfernen. Im OP-Plan ist hierzu eine Rechtsseitenlage vermerkt. Nach problemloser Einleitung der Anästhesie und Lagerung der Patientin erfolgt ein sog. Team-Time-out, allerdings ohne Operateur. Dieser betritt erst danach den OP und ordnet eine Umlagerung der Patientin an. Nachdem die Patientin in Bauchlage gebracht wurde, beginnt der Operateur die Operation „links", ohne erneutes Team-Time-out. Kurze Zeit später stellt er mit Erschrecken fest, dass er durch die Umlagerung der Patientin den Schnitt nun im rechten Glutealbereich der Patientin gesetzt hat.

Beim hier beschriebenen Fall handelt es sich um eine sog. **Wrong Site Surgery,** also eine OP an einer Körperstelle des Patienten, die so nicht geplant war. Es zeigt sich hierbei, wie wichtig es ist, dass beim **Team-Time-Out** wirklich alle Behandelnden gemeinsam und unmittelbar vor Hautschnitt alle wesentlichen Aspekte nochmals besprechen. Es geht dabei nicht darum, andere zu kritisieren oder gar deren Kompetenz infrage zu stellen, sondern Informationen, die für die Sicherheit des Patienten wichtig sind, definitiv zu bestätigen. Und dass diese Problematik keine Seltenheit darstellt, zeigt ein Blick in die wenigen verfügbaren Statistiken zu dieser Problematik.
Während in Deutschland für diese Schädigungen keine gesetzliche Meldepflicht herrscht, führten dies einige US-Bundesstaaten bereits vor über 15 Jahren ein: So wissen wir aus den Statistiken der Bundesstaaten Pennsylvania (Clarke 2007) und Florida (Seiden 2006), dass es in diesen Bundesstaaten etwa alle 5 Tage zu einer Wrong Site Surgery kam. Schätzungen extrapolierten dies auf jährlich ca. 1500–2500 Wrong Site Surgeries in den USA (Seiden 2006). Auch wenn die Zahl im Verhältnis zu den durchgeführten Operationen klein anmutet, so muss doch jeder dieser Fälle als vollständig vermeidbar angesehen werden. Eine weitere Befragung unter US-amerikanischen Handchirurgen aus dem Jahr 1999, die aufgrund des Faches einem besonderen Risiko ausgesetzt sind, ergab, dass 21 % der 1050 teilnehmenden Befragten selbst schon einmal einen Wrong-Site-Surgery-Fall produziert hatten, in den meisten Fällen eine Verwechslung des zu operierenden Fingers (Meinberg 2003). Bemerkenswert an den US-amerikanischen Zahlen in diesem Zusammenhang ist auch, dass hinter nahezu jedem dieser Fälle in den USA eine Schadensersatzforderung in astronomischer Höhe vermutet werden darf. Die ökonomischen Sanktionen scheinen aber keinen präventiven Einfluss auf die Häufigkeit dieses Ereignisses zu haben. Im britischen NHS wurde im Jahr 2012 das sog. Never Event Framework eingeführt, das Einrichtungen dazu verpflichtete, sog. **Never Events** wie eine Wrong Site Surgery zu melden. Das Besondere hierbei ist, dass diese Zahlen der Öffentlichkeit unter Angabe der meldenden Einrichtungen zur Verfügung gestellt werden. Patientinnen und Patienten können also im Internet einsehen, wie viele Never Events im letzten Berichtsjahr (jeweils April des Vor-, bis März des Folgejahres) im Krankenhaus in ihrer Nähe passiert sind. Das Ereignis Wrong Site Surgery trat dabei häufiger auf, als alle anderen Never Events und besteht kontinuierlich seit vielen Jahren trotz intensiver Regelungen und Bemühungen, wie ► Tab. 6.1 veranschaulicht.
In Deutschland veröffentlichte der Helios-Konzern, basierend auf der Auswertung von Dazen aus seinen Häusern, unlängst die Häufigkeit ei-

Tab. 6.1 Wrong Site Surgeries im Vergleich zu anderen NHS Never Events (www.england.nhs.uk/patient-safety/never-events-data)

Jahr	2013/14	2014/15	2015/16	2016/17	2017/18	2018/19[1]	2019/20[1]
Wrong Site Surgery	98	124	179	189	175	**207**	**218**
Intraop. belassener Fremdkörper	134	102	107	114	102	**104**	**90**
Falsches Implantat	54	40	59	53	63	**63**	**43**
Restliche Never Events	52	40	97	89	67	**122**	**84**
Summe	338	306	442	445	407	**496**	**435**

[1] Hinweis: Aufgrund der Änderung des NHS-Frameworks im Jahr 2018 sind die Zahlen folgender Berichte nicht mehr mit den vorherigen Jahren vergleichbar

ner Wrong Site Surgery und gab diese bei 36 berichteten Fällen einer Seiten- bzw. Eingriffsverwechslung mit „rund 1 zu 34.000" Operationen an (Helios 2020), was auch in etwa internationalen Schätzungen und den Zahlen der Never-Event-Statistik des NHS entspricht (Meinberg 2003; Hempel 2015). Diesen Schritt der Transparenz haben andere Krankenhausträger oder Krankenhäuser in Deutschland bislang leider nicht gewagt. Es ist auf Basis der limitierten Informationen aus dem hiesigen und anderen Gesundheitssystemen davon auszugehen, dass mit Ausnahme weniger lokaler Patientensicherheit-Champions auf diesem Gebiet, eine vergleichbare Inzidenz in allen Versorgungsstufen und unter allen Krankenhausträgern vorliegt. Dies entspräche bei einem OP-Betrieb eines Krankenhauses der Maximalversorgung und einer mittleren Inzidenz von 1 zu 30.000 Operationen 1–3 Fällen pro Jahr, was ungefähr vergleichbar wäre mit den Zahlen der NHS-Never-Event-Statistik. Somit stellt dieses Problem leider kein Jahrhundertereignis dar, sondern ein viel zu häufiges und hartnäckiges Problem.

Um dieses Problem zu lösen, wurden sowohl zahlreiche **technische** als auch **organisatorische Sicherheitsbarrieren** erdacht:

- Digitale OP-Pläne mit verbindlicher Seitenangabe (Pflichtfeld) bei OP-Anmeldung
- Aufklärungsbögen für Operation und Anästhesie mit Seitenangaben
- Seitenmarkierungen an der zu operierenden Stelle
- Abarbeitung einer OP-Checkliste unmittelbar vor Hautschnitt im Rahmen eines Dialogs im gesamten Team, das sog. Team-Time-out.

Diese an sich sinnvollen Maßnahmen können das Risiko einer Wrong Site Surgery deutlich reduzieren, müssen aber immer kritisch reflektierend angewandt werden, wie folgender Fallbericht aus England verdeutlicht.

Aus der Praxis

Die richtige Seite beinahe verschwitzt!

In einem Fallbericht im British Medical Journal berichteten die Orthopäden Tyler und Willis-Owen von einem Kind, das am rechten Knie operiert werden sollte und hierfür eine Markierung mit einem nicht abwaschbaren Stift an der zu operierenden Stelle erhielt. Offenbar schlug das Kind unter der Bettdecke aber die Beine übereinander, sodass die Markierung auf das linke Bein abfärbte. Das linke Bein wurde zunächst aufgedeckt und für eine OP vorbereitet. Nur durch den Einsatz der WHO-Checkliste fiel dies auf und eine Wrong Site Surgery konnte verhindert werden (▸ Abb. 6.2; Tyler 2013).

Ich höre an dieser Stelle beim Betrachten des Bildes immer wieder in Gedanken eine meiner Oberärztinnen leise sagen: „*Der Teufel ist ein Eichhörnchen.*" Aufgefallen ist dieses Problem letztlich durch

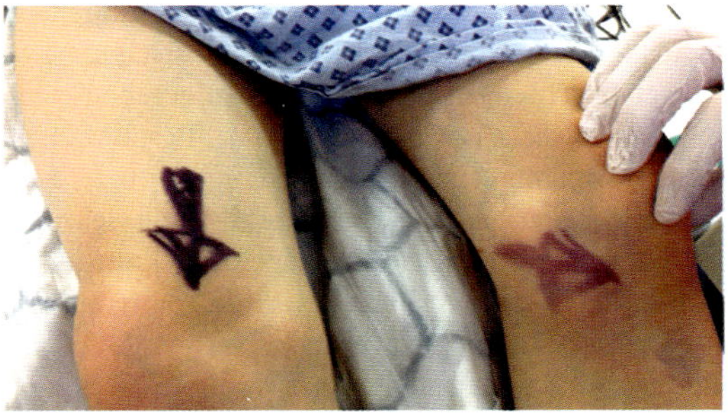

Abb. 6.2 Beinahe-Seitenverwechslung durch Transfer der Seitenmarkierung [F704-010]

Tab. 6.2 Einfluss einer perioperativen Checkliste auf die Patientensicherheit (Übersetzung nach Haynes et al. 2009)

Effekt	Ohne Checkliste (n = 3733)	Mit Checkliste (n = 3955)	p
Infektionsrate im OP-Gebiet	6,2 %	3,4 %	< 0,001
Gesamtkomplikationsrate	11,0 %	7,0 %	< 0,001
Tod	1,5 %	0,8 %	0,003

den gewissenhaften Einsatz eines sog. Team-Timeouts mithilfe einer perioperativen OP-Checkliste.
Die Verwendung von Checklisten bei kritischen Prozessabläufen ist in anderen Hochrisikoindustrien wie der Luftfahrt bereits seit Langem etabliert. Im Jahr 2009 publizierten Haynes et al. eine der meistzitierten Patientensicherheitsstudien, in dem in verschiedenen Krankenhäusern in einem kontrollierten Design der Effekt des Einsatzes eines OP-Checkliste untersucht wurde (Haynes et al. 2009). Hierbei zeigte sich, dass abseits von Seiten- oder Patientenverwechslungen durch einen strukturierten Dialog sowohl die Sterblichkeit als auch die Rate postoperativer Komplikationen signifikant und relevant gesenkt werden konnte wie ▶ Tab. 6.2 verdeutlicht.
Dies führte zum zweiten globalen Patientensicherheitsziel der WHO **„Safe Surgery Saves Lives"**. Die WHO veröffentlichte die in ▶ Abb. 6.3 dargestellte Empfehlung für eine perioperative OP-Checkliste, die aus Expertensicht wichtige Sicherheitsaspekte abfragt und als Ausgangsbasis für die Verwendung einer auf die individuellen Bedürfnisse ausgerichteten einrichtungsinternen Checkliste dient.
Auf Basis der Publikation von Haynes et al. und den Empfehlungen der WHO wurde der Einsatz einer OP-Checkliste in vielen Ländern, so auch in Deutschland seit dem Jahr 2014 (BMG 2014), gesetzlich vorgeschrieben und wird heute in der Fachwelt als lege artis angesehen. Die Einführung dieser Checklisten wurde in zahlreichen Einrichtungen, in denen teilweise noch autoritär-hierarchische Strukturen herrschten, als problematisch angesehen. Dies mag auch die Hartnäckigkeit und Beständigkeit dieses Problems erklären, da es weniger von der formalen Installation einer OP-Checkliste als vielmehr vom Problembewusstsein und einem kulturellen Wandel hin zu einer Sicherheitskultur abhängt, ob Wrong Site Surgeries vermieden werden. Offenbar sind die fünf tödlichsten Worte in der Medizin wie in ▶ Kap. 1 dargestellt auch in OP-Sälen noch weitverbreitet. Die Joint Commission listet in ihrem **Targeted Solution Tool for Safe Surgery** nicht weniger als 29 Gründe auf, warum OP-Checklisten unwirksam werden können (▶ Tab. 6.3).

Merke

Die Verwechslung eines OP-Gebiets (Wrong Site Surgery) ist eine vergleichsweise häufig vorkommende, vermeidbare Patientenschädigung, gegen die es evidenzbasierte Sicherheitsmaßnahmen gibt. Es reicht aber nicht aus, formal eine OP-Checkliste zu haben, sie muss auch gewissenhaft von allen Beteiligten angewandt werden und darf aktives Mitdenken nicht ersetzen.

Neben der Verwechslung einer Körperseite oder eines OP-Gebiets, kann es sogar zur Verwechslung des ganzen Patienten kommen, wobei selbst der Patient ein Risikofaktor werden kann, wie folgender Fall verdeutlichen soll.

Aus der Praxis

Risikofaktor Patient

Ein 26-jähriger Patient wird nach mutmaßlicher Selbstverletzung im Intimbereich in autoerotischer Absicht zu einer operativen Versorgung in ein mittelgroßes Krankenhaus aufgenommen. Geplant ist ein minimalinvasiver Eingriff in Allgemeinanästhesie (Vollnarkose). Der Patient wird zeitgleich mit einem anderen Patienten in den OP eingeschleust und aufgrund eines Tauschs der OP-Säle in den falschen OP-Saal gebracht. Der zuständige Anästhesist bemerkt die Verwechslung nicht und fragt den Patienten vor der Narkoseeinleitung (alle Namen sind geändert): *„Sind Sie der Herr Meyer?"* Der Patient antwortet klar und deutlich *„Ja, Herr Doktor."* Der Anästhesist fragt erneut: *„Und wir entfernen bei Ihnen die rechte Niere."* Der Patient antwortet abermals: *„Ja, Herr Doktor."* Daraufhin beginnt die umfangreiche Einleitung der Anästhesie mit Anlage eines rückenmarknahen Schmerztherapieverfahrens (Periduralkatheter), der Einleitung der Allgemeinanästhesie und der Anlage einer arteriellen Druckmessung

Sicherheits-Checkliste Chirurgie

Weltgesundheits-organisation | Patientensicherheit
Globale Initiative für Sicherheit im Gesundheitswesen

Vor Beginn der Anästhesie

(Mindestens mit Pflegeperson und Anästhesist)

Bestätigt Patient Identität, Operationsgebiet, Art des Eingriffs und Einwilligung?
- ☐ Ja

Ist das Operationsgebiet markiert?
- ☐ Ja
- ☐ Nicht anwendbar

Narkosegerät auf Funktion getestet und Medikamente vollständig?
- ☐ Ja

Pulsoxymeter am Patienten angeschlossen und funktionsfähig?
- ☐ Ja

Hat der Patient:

Bekannte Allergien?
- ☐ Nein
- ☐ Ja

Einen schwierigen Atemweg oder ein Aspirationsrisiko?
- ☐ Nein
- ☐ Ja, Material für Airwaymanagement verfügbar

Risiko für Blutverlust > 500 ml (7 ml/kg bei Kindern)?
- ☐ Nein
- ☐ Ja, zwei i.v.-Zugänge/ZVK geplant und Infusionen bzw. Blutprodukte verfügbar

Vor Hautschnitt

(Mit Pflegeperson, Anästhesist und Operateur)

- ☐ **Alle Mitglieder des Teams haben sich mit Name/Funktion vorgestellt**
- ☐ **Bestätigen: Name des Patienten, Eingriff und wo der Hautschnitt erfolgt**

Wurde die Antibiotikaprophylaxe innerhalb der letzten Stunde verabreicht?
- ☐ Ja
- ☐ Nicht anwendbar

Vorhersehbare kritische Ereignisse

Operateur
- ☐ Besonderheiten, außergewöhnliches Vorgehen?
- ☐ Geplante Dauer des Eingriffs?
- ☐ Erwarteter Blutverlust?

Anästhesist
- ☐ Patientenspezifische Probleme?

Instrumentierende Pflegeperson/Springer
- ☐ Sterilität sichergestellt (einschließlich der Steri-Indikatoren)?
- ☐ Probleme bzgl. der Instrumente?

Benötigte Bilder (Rö, CT, MRT) sichtbar?
- ☐ Ja
- ☐ Nicht anwendbar

Bevor Patient den OP-Saal verlässt

(Mit Pflegeperson, Anästhesist und Operateur)

Pflegekraft bestätigt mündlich:
- ☐ Durchgeführter Eingriff
- ☐ Vollständigkeit von Instrumenten, Tupfern, Bauchtüchern, Nadeln etc.
- ☐ Korrekte Beschriftung der Gefäße mit Proben inkl. Patientenname
- ☐ Jegliche Probleme oder Fehlfunktionen seitens der Gerätschaften

Operateur, Anästhesist und Pflegeperson definieren:
- ☐ Wichtige Aspekte für Aufwachraum und weitere postoperative Phase

Diese Checkliste erhebt keinen Anspruch auf Vollständigkeit. Ergänzungen und Änderungen zur Anpassung an die örtliche Praxis werden empfohlen. Überarbeitete Version 1/2009

Abb. 6.3 WHO Surgical Safety Checklist [W798-001]

Tab. 6.3 Mögliche Gründe, warum es zu Wrong Site Surgeries kommen kann (Übersetzung nach The Joint Commission 2011)

OP-Planung	Präoperativer Bereich	OP-Saal	Kultur der Organisation
OP-Planer verifizieren nicht Vollständigkeit und Korrektheit der OP-Anmeldung	Primäre OP-Dokumentation (Anamnese, Einwilligung etc.) fehlt, ist inkonsistent oder falsch	Operateur führt mehrere Prozeduren durch, vor neuer Prozedur unterbleibt Verifikation des neuen OP-Gebiets	Inkonsistente Fokussierung auf Patientensicherheit
OP-Planer akzeptieren mündliche OP-Anmeldungen anstelle schriftlicher	Keine konsistente Anwendung einer Seitenmarkierung	Uneffektiver Team-Time-out-Prozess	Passive Mitarbeiter und fehlendes Speak-up
Uneinheitliche Abkürzungen, Durchstreichungen und unleserliche Handschrift auf OP-Plänen	Keine oder inkonsistente Team-Time-out-Prozedur vor Lokal- oder Regionalanästhesie	Primärdokumentation wird im Team-Time-out nicht zur Identifikation des OP-Gebiets genutzt	Änderungen im Ablauf wurden nicht angemessen kommuniziert und geschult
	Unzureichende Identifikation des Patienten durch Eile oder andere Ablenkung	Seitenmarkierung wird bei OP-Vorbereitung entfernt	
		Ablenkung und Eile wären des Team-Time-outs oder zu früher Beginn	
		Unaufmerksamkeit während des Team-Time-outs	

und eines zentralvenösen Katheters (ZVK). Erst bei Lagerung des Patienten fällt auf, dass offenbar der falsche Patient im OP-Saal liegt. Es handelt sich nicht um den 50-jährigen Patienten Meyer mit Nierenzellkarzinom, sondern um den 26-jährigen psychiatrischen Patienten Müller mit querulatorischer Persönlichkeitsstörung. Herr Müller behielt zwar seine rechte Niere, die invasiven Prozeduren (Periduralkatheter, arterielle Druckmessung und ZVK), worüber er auch nicht aufgeklärt worden war, stellen jedoch eine Patientenschädigung dar. Herr Müller verklagte im Nachgang sogar den Anästhesisten, der ab diesem Ereignis seine Identitätsfeststellung beim Patienten anders durchführte.

Cave

Führe stets eine aktive Identifikation deiner Patienten durch! Ziehe bei jedem Verdacht oder bei invasiven Prozeduren immer eine zweite Informationsquelle hinzu (Patientenidentifikationsarmband, Rückfrage bei behandelnden Kollegen etc.).

Statt *„Sie sind Frau X, richtig?"* lieber *„Nur noch einmal zur Kontrolle: Wie lautet bitte Ihr Name?"* und, vielleicht mit einem Augenzwinkern, *„Dürfte ich dann noch einmal Ihr All-inclusive-Armbändchen sehen?"*

LITERATUR

Bundesministerium für Gesundheit: Bekanntmachung eines Beschlusses des Gemeinsamen Bundesausschusses über eine Änderung der Vereinbarung des Gemeinsamen Bundesausschusses gemäß § 137 Absatz 1 Satz 3 Nummer 1 des Fünften Buches Sozialgesetzbuch (SGBV) über die grundsätzlichen Anforderungen an ein einrichtungsinternes Qualitätsmanagement für nach § 108 SGB V zugelassene Krankenhäuser: Umsetzung des § 137 Absatz 1d Satz 1 SGB V. 2014

Clarke JR, Johnston J, Finley ED: Getting surgery right. Annals of surgery 2007; 246: 395–403, discussion 403–405. doi:10.1097/SLA.0b013e3181469987

Haynes AB, Weiser TG, Berry WR et al.: A surgical safety checklist to reduce morbidity and mortality in a global population. The New England journal of medicine 2009; 360: 491–499. doi:10.1056/NEJMsa0810119

Helios Gesundheit: Themenseite Qualität. 2020. www.helios-gesundheit.de/qualitaet

Hempel S, Maggard-Gibbons M, Nguyen DK et al.: Wrong-Site Surgery, Retained Surgical Items, and Surgical Fires: A Systematic Review of Surgical Never Events. JAMA surgery 2015; 150: 796–805. doi:10.1001/jamasurg.2015.0301

Kahla-Witzsch HA, Jorzig A, Brühwiler B: Das sichere Krankenhaus: Leitfaden für das klinische Risikomanagement. Stuttgart: Kohlhammer, 2019

Meinberg EG, Stern PJ: Incidence of wrong-site surgery among hand surgeons. The Journal of bone and joint surgery. American volume 2003; 85: 193–197. doi:10.2106/00004623-200302000-00002

National Quality Forum: Serious Reportable Events In Health-care. 2011 Update: A Consensus Report. www.qualityforum.org/Publications/2011/12/SRE_2011_Final_Report.aspx

NHS: Never Events policy and framework: Revised January 2018. NHS. improvement.nhs.uk/documents/2265/Revised_Never_Events_policy_and_framework_FINAL.pdf

Seiden SC, Barach P: Wrong-side/wrong-site, wrong-procedure, and wrong-patient adverse events: Are they preventable? Archives of surgery 2006 (Chicago, 1960); 141: 931–939. doi:10.1001/archsurg.141.9.931

The Joint Commission: Targeted Solution Tool for Safe Surgery, www.centerfortransforminghealthcare.org/-/media/cth/documents/what-we-offer/cth_wss_storyboard_final_2011.pdf

Tyler J, Willis-Owen C: Transfer of surgical site marking. BMJ 2013; 347. doi:10.1136/bmj.f5126

6.2 Unbeabsichtigter Verbleib von Fremdkörpern nach einer OP/Intervention

Neben der Verwechslung eines Patienten, eines Eingriffs oder eines Implantats stellt v. a. das unbeabsichtigte Belassen eines Fremdkörpers ein vergleichsweise häufiges und durch systemische Sicherheitsbarrieren vermeidbares Ereignis dar (▸ Tab. 6.1). Basierend auf einer Metaanalyse des Aktionsbündnis Patientensicherheit aus dem Jahr 2009 beträgt die geschätzte Inzidenz dieser Problematik ca. 21/100.000 Operationen, was bei damaliger OP-Fallzahl einer geschätzten Anzahl von 300 intraoperativ unbeabsichtigt belassenen Fremdkörpern pro Jahr in Deutschland entsprach (APS 2009, 2016).

Merke

Im Rahmen einer Intervention kann es auch durch verfahrensbedingte Risiken zum Verbleib von Fremdkörpern kommen. So kann z. B. bei einer Metallentfernung ein Schraubenkopf abbrechen. Wenn die Entfernung des Restmaterials mit zu hohen Risiken oder Kollateralschäden verbunden wäre, dann ist der Verbleib des Fremdmaterials eine rationale Entscheidung nach dem Prinzip primum nil nocere.

Klassisches Instrument zur Vermeidung dieser Problematik ist die **Zählkontrolle am Ende einer OP,** die allerdings durch eine Vielzahl von Maßnahmen unterstützt werden kann:

- Sensibilisierung aller Beteiligten, dass diese Prozedur hoch sicherheitsrelevant ist
- Klärung der Verantwortlichkeiten und Zählmethodik, Anwendung des Vier-Augen-Prinzips
- Einbindung des Ergebnisses der Zählkontrolle in die OP-Checkliste (Sign-out)
- Rigorose Unterbrechung der Beendigung einer OP/Anästhesie-Ausleitung bis der Check vollständig ist
- Verwendung von Verbandmaterial in festen Verpackungseinheiten (10er-Pack), um bei der Zählung einen festen Sollwert zu haben
- Verwendung fester Sets an OP-Instrumenten und definierte Anordnung auf dem OP-Tisch, damit das Fehlen eines OP-Instruments sofort bemerkt wird
- Separater Abwurf für kontaminiertes Verbandmaterial, damit die Zählkontrolle zum Abschluss erfolgen kann („Kein Bauchtuch und keine Kompresse während der OP in den Mülleimer!")
- Aktive Übergabe der Bestände bei Personalwechsel unter Instrumentierenden
- Wenn möglich, Verwendung von röntgenpositivem Material zur noninvasiven Identifikation von Fremdmaterial nach Wundverschluss

Obgleich eine Zählkontrolle ein einfaches und grundsätzlich überall anwendbares Instrument darstellt, sind ihre diagnostischen Limitationen bekannt (Riley et al. 2005). So kann es trotz formal korrekter Zählung durch Verzählen zu einem falsch negativen Befund kommen. In einer Studie von Gawande et al. (2003) waren bei Fällen mit intraoperativ belassenem Fremdkörper die am Ende der OP durchgeführten Zählkontrollen in 88 % der Fälle fälschlicherweise als vollständig dokumentiert worden. Als Risikofaktoren für ein unbeabsichtigtes Belassen von Fremdkörpern sind nach einer Metaanalyse v. a. ein intraoperativer Blutverlust > 500 ml, die OP-Dauer, Eingriffe mit mehreren Subprozeduren, Wechsel des OP-Teams und ungeplante Änderungen im OP-Ablauf sowie fehlende bzw. fehlerhafte Zählkontrollen zu nennen (Moffat-Bruce et al. 2014).

Aus der Praxis

Der Notfall im Nachbar-OP

In einem gynäkologischen OP erfolgt eine laparoskopische OP. Aufgrund einer vaginalen Untersuchung legt der Operateur eine Kompresse vaginal ein. Es kommt im Nachbar-OP bei einer anderen laparoskopischen OP zur Verletzung eines großen arteriellen Gefäßes mit Notfalllaparotomie und Massivtransfusion. Der Operateur eilt in den Nachbar-OP, um seinen Kollegen zu helfen. Nach der Bewältigung des Notfalls kommt der Operateur zurück in den OP und beendet die laparoskopische OP. Es erfolgt keine Zählung von Tupfern oder Bauchtüchern aufgrund der Art des Eingriffs. Die vaginal eingelegte Kompresse wird übersehen und führt am dritten postoperativen Tag zum Toxic-Shock-Syndrom bei der Patientin.

Wichtig ist auch anzumerken, dass die Entdeckungswahrscheinlichkeit eines solchen Fehlers von der Art und der Lokalisation des Fremdkörpers abhängt. So ist davon auszugehen, dass ca. 10 % der Fremdkörper nur per Zufallsbefund entdeckt werden. Problematisch ist die intraoperative Belassung von Fremdkörpern wegen der **häufigen Komplikationen** wie Fieber (ca. 19 %), Schmerzen (ca. 36 %) und Passagestörungen (ca. 13 %) bis hin zu Zeichen eines akuten Abdomens und Schocksymptomatik (Zhan, Miller 2003). Nach Schätzungen, basierend auf Qualitätsdaten der US-amerikanischen Agency for Healthcare Quality and Research (AHQR), erhöhen sich die mittlere Liegedauer der Patienten (um etwa 2 Tage) und die Behandlungskosten (um ca. 13.000 US$), v. a. aber steigt die Letalität um ca. 2 % an (Zhan, Miller. 2003).

Das Einbringen von Fremdkörpern in den Patienten während einer OP oder einer anderen Intervention ist unvermeidbar. Allerdings muss nach Abschluss des Eingriffs auch sichergestellt werden, dass alle Instrumente, Tücher, Tupfer, Nadeln und andere Fremdmaterialien auch wieder aus dem Patienten entfernt werden (APS 2016). Dies muss erfolgen, bevor die Intervention beendet und ggf. eine Anästhesie ausgeleitet wird. Notfalls muss bei unvollständiger Zählkontrolle so lange im gesamten OP (inkl. Mülleimern) gesucht werden, bis der fehlende Gegenstand doch noch gefunden wird oder – schlimmstenfalls – muss die OP um eine Revision und Bergung des Gegenstands in derselben Sitzung erweitert werden (► Abb. 6.4).

LITERATUR

Aktionsbündnis Patientensicherheit e.V.: Jeder Tupfer zählt! Glossar zu den Handlungsempfehlungen zur Vermeidung unbeabsichtigt belassener Fremdkörper im OP-Gebiet. 2009. www.aps-ev.de/wp-content/uploads/2016/09/Glossar_JTZ_Internet.pdf

Gawande AA, Studdert DM, Orav EJ et al.: Risk factors for retained instruments and sponges after surgery. The New England journal of medicine 2003; 348: 229–235. doi:10.1056/NEJMsa021721

Hariharan D, Lobo DN: Retained surgical sponges, needles and instruments. Annals of the Royal College of Surgeons of England 2013; 95: 87–92. doi:10.1308/003588413X13511609957218

Moffatt-Bruce SD, Cook CH, Steinberg SM, Stawicki SP: Risk factors for retained surgical items: A meta-analysis and proposed risk stratification system. The Journal of surgical research 2014; 190. doi:10.1016/j.jss.2014.05.044

Riley R, Manias E, Polglase A: Governing the surgical count through communication interactions: Implications for patient safety. Quality & safety in health care 2006; 15: 369–374. doi:10.1136/qshc.2005.017293

Zhan C, Miller MR: Excess length of stay, charges, and mortality attributable to medical injuries during hospitalization. JAMA 2003; 290: 1868–1874. doi:10.1001/jama.290.14.1868

6.3 Fehler in der Arzneimitteltherapie durch Verwechslung oder Fehldosierung

Vermeidbare Patientenschäden durch Fehler in der Arzneimitteltherapie gehören zu den häufigsten und in vielen Fällen auch schwerwiegendsten Patientensicherheitsproblemen. Die WHO geht davon aus, dass es im stationären Bereich durchschnittlich zu einem Medikationsfehler pro Patient pro Tag kommt. Auch für diese Schätzung gilt natürlich das Eisberg-Prinzip: Die allermeisten Fehler sind harmlos und werden in der Praxis weder von Patienten noch Behandelnden bemerkt. Einige Fehler führen jedoch zu leichten Patientenschäden, wenige zu gravierenden Schäden und in seltenen Fällen führen Fehler in der Arzneimitteltherapie zu vermeidbaren tödlichen Komplikationen.

Ein bekanntes, klassisches Phänomen stellt dabei die unbeabsichtigte Überdosierung von Methotrexat in der nichtonkologischen Behandlung dar, die folgender Fall verdeutlichen soll.

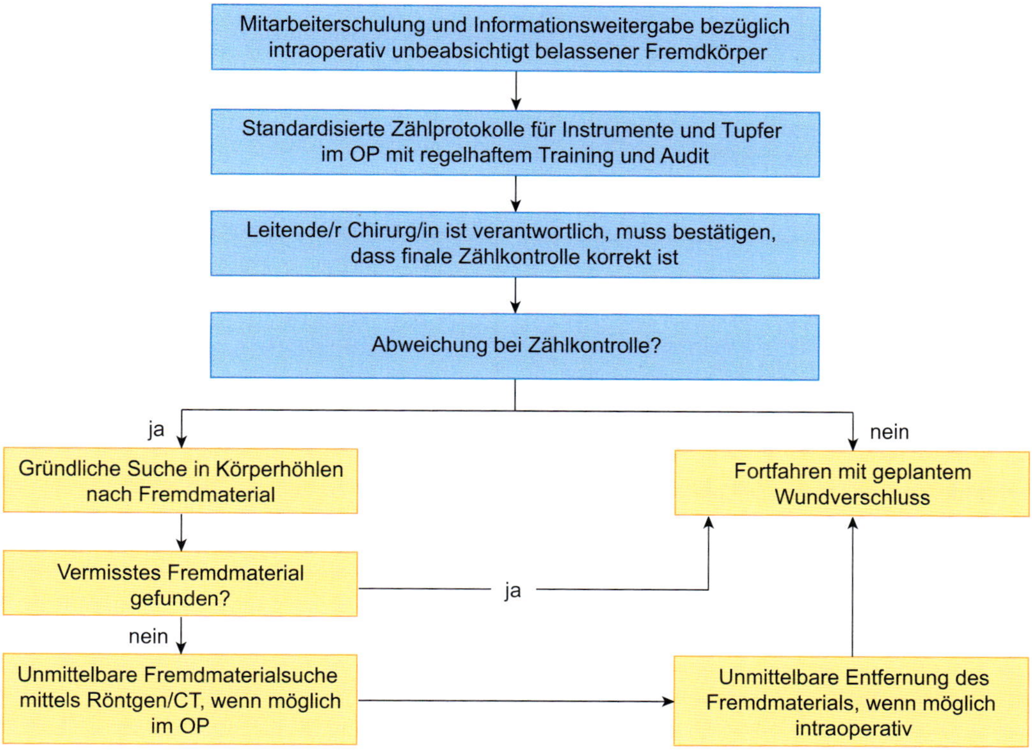

Abb. 6.4 Algorithmus zum Vorgehen zur Vermeidung intraoperativ unbeabsichtigt belassener Fremdkörper (Übersetzung nach Hariharan, Lobo 2013) [L143]

Aus der Praxis

Viel hilft nicht immer viel!

Ein 47-jähriger Patient mit rheumatoider Arthritis wird wegen einer Oberarmfraktur chirurgisch aufgenommen. Aus der Medikamentenliste des Patienten übernimmt der Stationsarzt u. a. die Medikation „MTX (Methothrexat) 10 mg 1-0-0 Mo". Der Patient meinte mit „Mo" montags, da das Medikament nur einmal wöchentlich eingenommen werden sollte. Der Arzt überliest die Angabe bzw. geht bei „Mo" davon aus, dass der Patient sich vielleicht daran erinnern wollte, das Medikament morgens zu nehmen. Es kommt zu keiner Rückfrage, der Arzt kennt das Medikament nicht und geht davon aus, dass es wie alle anderen Medikamente vom Patienten täglich einzunehmen sei. Es kommt über eine Woche zur täglichen Gabe von MTX, was beim Patienten aufgrund der Überdosierung eine Leukopenie und Knochenmarkdepression erzeugt. Der Patient überlebt die Überdosierung nach mehrwöchigem Aufenthalt auf der Intensivstation mit bleibenden Schäden.

Da die technischen Maßnahmen zur Verhinderung einer unbeabsichtigten Überdosierung hier limitiert sind, kommt hier der Schulung und Information von Patienten und Behandelnden eine besondere Bedeutung zu, insbesondere bei stationären Aufnahmen in fachfremden Abteilungen und anderen Umstellungen im Versorgungsprozess.

Da Methotrexat ein besonderes Risiko aufweist (Sinicina 2005, Moisa 2006, Saedder 2014, Pannu 2019) hat das Aktionsbündnis Patientensicherheit bereits im Jahr 2013 eine Handlungsempfehlung zum Umgang mit Methotrexat im stationären und ambulanten Bereich veröffentlicht (www.aps-ev.de/wp-content/uploads/2016/09/Handlungsempfehlung_-_Methotrexat.pdf).

Ein weiterer bekannter fehlerbegünstigender Faktor sind ähnlich aussehende (Look-Alike) oder ähnlich klingende (Sound-Alike) Medikamente. Letzteres führte im folgenden Fall mit zu einem vermeidbaren Fehler mit katastrophalem Ausgang.

Aus der Praxis

Methadon statt Melperon

Eine 63-jährige Patientin mit Schlafproblemen sollte das Beruhigungsmittel Melperon erhalten. Stattdessen wurde ihr der Drogenersatzstoff Methadon verabreicht. Die Patientin wurde reanimationspflichtig und verstarb schließlich einige Tage später aufgrund der Medikamentenverwechslung.

Merke

Die Verwechslung sog. Sound-Alikes oder Look-Alikes ist ein in der Arzneimitteltherapie weitverbreitetes Problem. Wir sprechen bei Look-Alike/Sound-Alike abgekürzt von der sog. LASA-Problematik.

Der Bundesverband Deutscher Krankenhausapotheker (ADKA) e. V. listet die ihm bekannten LASA derzeit auf über 30 Textseiten auf (www.adka-dokupik.de/solva_docs/Sound-undLook-Alikes_18032021.pdf).

Teilweise wird es durch die Marketingstrategie einiger Arzneimittelhersteller (gleiches Aussehen aller Verpackungen und Addition des Herstellernamens an den Wirkstoff im Sinne der Markenbildung) befördert.

Ein weiteres Problem bei Methadon kann der falsche Applikationsweg sein, was ebenfalls unmittelbar tödliche Folgen haben kann.

Merke

Folgende Konstellationen können erfahrungsgemäß zu besonders schweren vermeidbaren Schäden führen:

- Ein enteral zu verabreichendes Medikament wird intravenös (i. v.) verabreicht.
- Ein intravenös zu verabreichendes Medikament wird intraarteriell (i. a.) verabreicht.
- Ein intravenös zu verabreichendes Medikament wird intrathekal (i.th.) verabreicht.
- Ein intramuskulär (i. m.) zu verabreichendes Medikament wird intravenös verabreicht.
- Ein peridural zu verabreichendes Medikament wird intravenös verabreicht.

So ist bei intramuskulärer Injektion bekanntermaßen stets eine Aspirationsprobe durchzuführen, um intravenöse Injektionen zu vermeiden. Arterielle Druckmesssysteme sind zudem i. d. R. mit roten Konnektoren und Aufklebern gekennzeichnet, die von einer versehentlichen Injektion abhalten sollen.

Im Zusammenhang mit Methadon sind zahlreiche Fälle der versehentlichen intravenösen Applikation bekannt, die zum Tod von Patienten geführt haben. Ebenso bekannt ist ein anderer spektakulärer Fall.

Aus der Praxis

Die unbeschriftete Spritze

Ein Medizinstudent im praktischen Jahr verabreichte einem Säugling eine unbeschriftete Spritze i. v. mit einer klaren Flüssigkeit. Die Spritze war zwar für den Säugling bestimmt, enthielt aber ein enteral zu verabreichendes Antibiotikum. Der Säugling starb aufgrund dieser Verwechslung und der Studierende wurde für diese Verwechslung verurteilt. Seiner Argumentation, er habe nicht wissen können, dass dies gefährlich sei, folgten die Richter nicht, denn sie setzten voraus, dass er bei Unkenntnis des Inhalts der Spritze diese niemals hätte auf irgendeinem Weg verabreichen dürfen.

Cave

Unbeschriftete Spritzen sind ein unkalkulierbares Risiko. Sie gehören nur an einen einzigen Ort, nämlich in den Mülleimer!

Um die Beschriftung von aufgezogenen Spritzen zu vereinfachen, gibt es seit 2008 den vor der der International Organization for Standardization (ISO) veröffentlichten weltweiten **ISO-Standard 26825 zur Beschriftung von Spritzen.** Bestimmte Wirkstoffgruppen erhalten hier bestimmte Farben zugeteilt, sodass bei Verwendung entsprechender Klebeetiketten nicht nur der Beschriftungsprozess als solches erleichtert wird, sondern insbesondere auch die Verwechslung von Substanzgruppen vermieden werden soll. Allerdings kam es gemäß der Vorgaben dennoch zu Verwechslungen zwischen Benzodiazepinen (Orange) und Muskelrelaxanzien (warmes Rot), sodass auch die Art der Beschriftung und Gestaltung der Etiketten weiterer Überlegungen bedarf. Ebenso wurde durch die Gruppe sonstiger Medikamente (Weiß) eine sehr heterogene Gruppe geschaffen, in der z. B. auch eine der gefährlichsten Verwechslungen zwischen NaCl und KCl nicht durch farbliche Unterscheidung gekennzeichnet gewesen wäre. Daher wurde der ISO-Standard von der Deutschen Interdisziplinären Vereinigung für Intensiv- und Notfallmedizin (DIVI) angepasst (► Abb. 6.5).

Farben für DIVI-Standard-Spritzenetiketten

Gruppe nach ISO 26825		
Hypnotika	monochrom	
Benzodiazepine	monochrom	
Benzodiazepin-Anagonisten	Hintergrund	
	Randschraffur	
Muskelrelaxantien	obere Hälfte	
	untere Hälfte	
Ausnahme: Suxamethonium	obere Hälfte	
	untere Hälfte	
MR-Antagonisten	Hintergrund	
	Randschraffur	
Opiate/Opioide	monochrom	
Opiat-Antagonisten	Hintergrund	
	Randschraffur	
Vasopressoren	monochrom	
Ausnahme: Epinephrin	obere Hälfte	
	untere Hälfte	
Vasodilatatoren	Hintergrund	
	Randschraffur	
Lokalanästhetika	monochrom	
Anticholinergika	monochrom	
Cholinergika	Hintergrund	
	Randschraffur	
Antiemetika	monochrom	
Verschiedene Medikamente	monochrom	

Abb. 6.5 DIVI-Standard zur Farbgebung bei Spritzen (DIVI 2012) [W1155]

Eine weitere der oben genannten Verwechslungsmöglichkeiten verdeutlicht sehr eindrücklich und leider auch sehr dramatisch das Eisberg-Phänomen klinischer Risiken: die intrathekale Gabe des Chemotherapeutikums Vincristin.

Aus der Praxis

Vincristin

Einem 60-jährigen Patienten mit hochmalignem Non-Hodgkin-Lymphom wurden versehentlich 2 mg Vincristin intrathekal injiziert. Gleichzeitig erhielt er (in richtiger Anwendung) Cytarabin und Methotrexat intrathekal verabreicht. Der folgenschwere Fehler wurde frühzeitig bemerkt, dennoch: Obwohl sofort eine Spülung der Zerebrospinalflüssigkeit eingeleitet wurde, entwickelte sich bei dem Patienten ein aufsteigendes Querschnittssyndrom. Es traten ein akutes Nierenversagen sowie ein Anstieg der Leberwerte auf. Schließlich entwickelte sich eine Ateminsuffizienz, die eine Langzeitbeatmung erforderlich machte. Der Patient konnte nicht gerettet werden. Die Sektion ergab makroskopisch und mikroskopisch ausgedehnte Schädigungen des Rückenmarks und verschiedener Teile des Gehirns (APS 2015 nach AkdÄ 2005).

Weltweit waren bis 2007 laut WHO 55 Fälle der intrathekalen Gabe von Vincristin bekannt (WHO 2007). In der Literatur finden sich derzeit ca. 65 berichtete Fälle, die bis auf 6 Fälle alle tödlich endeten (APS 2015). Da insbesondere die Applikationsform in einer Spritze sowie die zeitliche und räumliche Kombination von Vincristin und intrathekal zu applizierenden Medikamenten fehlerbegünstigend wirken, beinhalten die Empfehlungen der WHO (WHO 2007) und des Aktionsbündnis Patientensicherheit (APS 2015) die Einhaltung wichtiger Sicherheitsmechanismen, wie die zeitliche Trennung der jeweiligen Medikamentenapplikation, das Lagerungsverbot von Vincristin in Stationsdepots, die ausschließliche Verwendung von Kurzinfusionen in entsprechend großen Gebinden (50 ml Infusionsbeutel statt 20 ml Spritze) und andere risikominimierende Maßnahmen.

Bei allen beschriebenen Konstellationen ist ein wesentlicher fehlerbegünstigender Faktor die Kompatibilität der Anschlüsse mittels Luer-Lock-System. Somit passen Spritzen sowohl auf Magensonden, Peridrualkatheter, intraarterielle Drucksysteme als auch intravenöse Katheter. Um diesem Risiko durch technische Maßnahmen zu begegnen, beschloss die International Organization for Standardization (ISO) die Einführung der Normenreihe ISO 80369 zur Etablierung verwechslungssicherer neuer Verbindungstypen (Small Bore Connectors).

Diese folgen dem sog. Poka-Yoke-Prinzip. Der Begriff stammt aus dem Japanischen und bedeutet: Vermeide den dummen Fehler. Wir kennen das aus dem Alltag z. B. bei Zapfsäulen und Computeranschlüssen: So passt die Dieselzapfsäule nicht in Tankstutzen eines Benziners, der USB-A-Anschluss passt nur auf eine Weise in den USB-Port. Ebenso stoppt die Mikrowelle automatisch, wenn wir während des Betriebs aus Versehen die Tür öffnen. Poka Yoke kann also auch als sicheres Design bezeichnet werden.

Die Einführung und Produktion dieser Konnektoren ist noch nicht abgeschlossen und auch die Umstellung auf diese Systeme ist mit Risiken verbunden (APS 2016). Im Bereich der enteralen Systeme kann durch die Verwendung des sog. ENFit-Systems (► Abb. 6.6) eine Verwechslung wie im Fall des PJ-Studierenden künftig ausgeschlossen werden. Idealerweise wird diese Maßnahme dadurch unterstützt, dass die enteralen Medikamente bereits werkseitig mit einem ENFit-Konnektor ausgestattet werden und ein versehentliches Aufziehen des Medikaments in eine Luer-Lock-Spritze damit technisch nicht möglich ist.

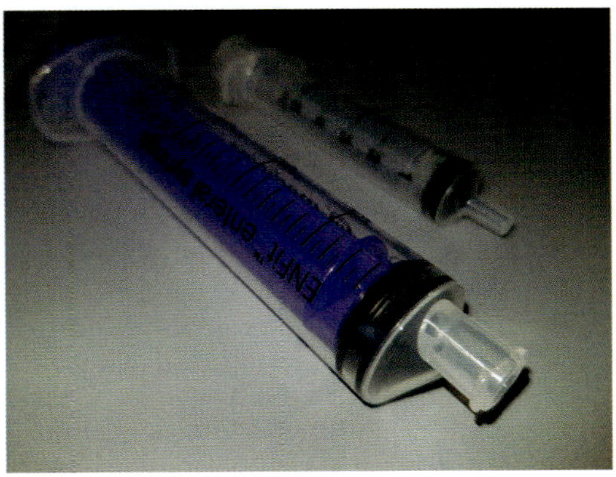

Abb. 6.6 ENFit-System nach ISO 80369–3 im Vergleich mit einer Luer-Lock-Spritze [P1014]

Wenn wir uns die bisher bekannten tödlichen Fehler in der Arzneimitteltherapie betrachten, dann fällt auf, dass nicht nur bestimmte fehlerbegünstigende Konstellationen wie LASA oder die Luer-Lock-Kompatibilität, sondern auch bestimmte Medikamente aufgrund ihrer Wirkung prädestiniert für schwerwiegende Komplikationen sind. Wir sprechen dann von sog. **High-Alert Medications** (Hochrisikomedikamente). Das Institute for Safe Medication Practices (ISMP) zählt hierzu u. a. die nachstehend aufgelisteten Substanzen bzw. Substanzgruppen (www.ismp.org/sites/default/files/attachments/2018-08/highAlert2018-Acute-Final.pdf):

- Adrenerge Agonisten (z. B. Adrenalin)
- Adrenerge Antagonisten (z. B. Metoprolol)
- Antiarrhythmika (z. B. Amiodaron)
- Antithrombotika (z. B. Heparin)
- Chemotherapeutika (z. B. Vincristin, Methotrexat)
- Epidurale und intrathekale Medikamente (z. B. Carbostesin)
- Hypertone Lösungen (z. B. Dextrose 20 %)
- Inotrope Medikamente (z. B. Digoxin)
- Insulin
- Kaliumchlorid
- Lösungen für Kardioplegie und Dialyse
- Muskelrelaxanzien (z. B. Succinylcholin)
- Narkotika (z. B. Propofol)
- Opiate (z. B. Fentanyl)
- Steriles Wasser in Gebinden > 100 ml

Dieser Auszug der High-Alert Medications List verdeutlicht eine zentrale Stärke des klinischen Risikomanagements, das in ► Kap. 8 noch genauer beschrieben wird: Es lohnt sich, zunächst auf einige Probleme bzw. kritische Medikamente zu fokussieren und systemische Sicherheitsbarrieren zu implementieren. Denn diese werden häufig nicht nur das einzelne Problem lösen, sondern auch ähnliche Risiken bei anderen Medikamen-

- **R**ichtiger Patient
- **R**ichtiges Medikament
- **R**ichtige Dosierung
- **R**ichtige Applikation
- **R**ichtiger Zeitpunkt
- **R**ichtige Dokumentation

Abb. 6.7 6-R-Regel [L143]

ten minimieren, die vielleicht nicht tödlich enden würden, aber dennoch eine Patientenschädigung auslösen: So verhindert z. B. die Einführung eines verwechslungssicheren Konnektors für die intrathekale Gabe nicht nur die versehentliche Gabe von Vincristin, sondern auch anderer potenziell neurotoxischer Substanzen.

Diese Vermutung wird durch eine systematische Übersichtsarbeit von Saedder et al. (2014) unterstützt, die zeigen konnten, dass 47 % der in der Literatur beschriebenen tödlichen Medikamentenfehler auf sieben Medikamente bzw. Substanzgruppen zurückzuführen waren. Aus meiner eigenen Ausbildung ist mir zu dieser ganzen Thematik noch die sog. 6-R-Regel in Erinnerung (► Abb. 6.7), die zwar im Grunde richtig ist, aber nach Kenntnis der oben genannten Fälle sicher etwas zu kurz greift. Die 6-R-Regel stellt nämlich nur das Ziel dar, nicht aber die Lösung, wie dieses Ziel erreicht werden kann. Die Lösung dafür haben wir schon in ► Kap. 4.3.2 mit dem einheitlichen Medikationsplan ► Abb. 4.8 dargestellt.

Da der Medikationsprozess einen komplexen, interprofessionellen Ablauf darstellt, empfiehlt sich eine ganzheitliche Betrachtung, eine systematische Erhebung möglicher Risiken und eine Bewältigung dieser Risiken durch eine wirksame Kombination technischer, organisatorischer und menschlicher Sicherheitsbarrieren. Dies führt zum sog. **Closed Loop Medication Process** (► Abb. 6.8).

Ergänzend zu den bisher genannten Handlungsempfehlungen hat das Aktionsbündnis Patientensicherheit für die sichere Arzneimittelverordnung allgemein (2020), hilfreiche konkrete Umsetzungsvorschläge zur Erhöhung der Patientensicherheit erstellt (► Tab. 6.4).

LITERATUR

ADKA: Sound- und Look-Alikes (Stand 01.01.2019). 2019. www.adka-dokupik.de/solva_docs/Sound-undLook-Alikes_18032021.pdf

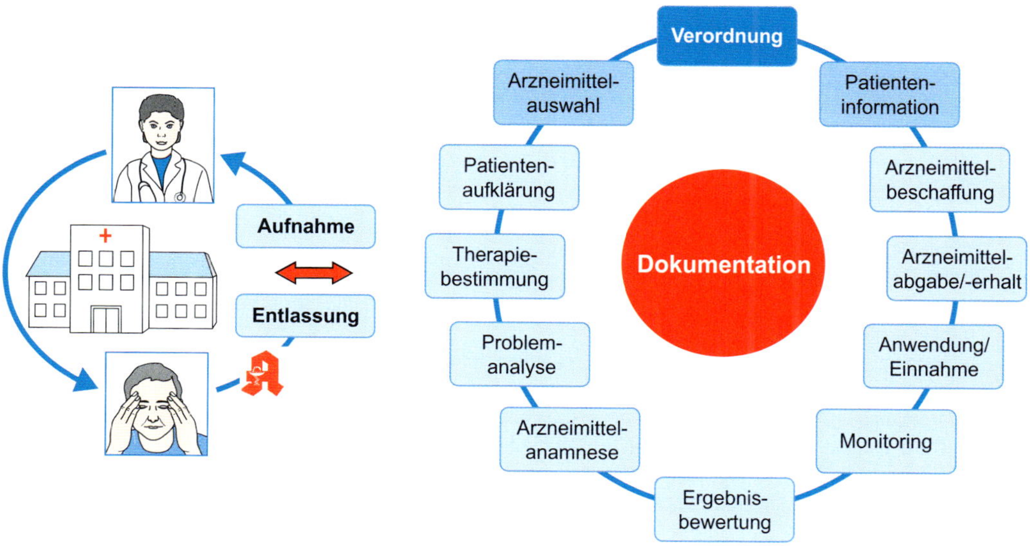

Abb. 6.8 Closed-Loop Medication Process [W347] [L143]

Tab. 6.4 Gute Verordnungspraxis in der Arzneimitteltherapie (Aktionsbündnis Patientensicherheit e. V. 2020)

15 Tipps für die Kitteltasche
1. Die Verordnung berücksichtigt folgende medikationsrelevante Patientenangaben, die ausreichend aktuell und mindestens der/dem verordnenden Ärztin bzw. Arzt zugänglich sind: – Allergien und Unverträglichkeiten – Alter – Gewicht – Organfunktion, insbesondere Nierenfunktion – Bestehende Medikation (Dauer-, Bedarfs- und Selbstmedikation)
2. Die Verordnung ist gültig, d. h. entspricht inhaltlich und formal geltenden Vorschriften, ist ausreichend aktuell und ermöglicht die sichere Identifizierung der/des verordnenden Ärztin bzw. Arztes und der Patientin bzw. des Patienten.
3. Die Verordnung ist computergestützt erstellt (mindestens für Inhalte nach Nr. 7).
4. Die Verordnung ist gut lesbar (z. B. Schriftbild, nachträgliche Änderungen).
5. Die Verordnung ist vollständig und eindeutig (keine Rücksprachen oder Ergänzungen nötig).
6. Die Verordnung enthält keine Abkürzungen für den Wirkstoff.
7. Die Verordnung enthält folgende Mindestangaben zum Arzneimittel: a) Präparatbasierte Verordnung – Vollständiger Handelsname (beachte: Zusatzwörter) – Stärke und Einheit – Form und Freisetzungsart (wo zutreffend) b) Wirkstoffbasierte Verordnung – Alle Wirkstoffe bzw. Wirkstoffsalze (> 3 Wirkstoffe: präparatbasiert verordnen) – Stärke und Einheit – Form und Freisetzungsart (wo zutreffend) c) Ambulant: – Gesamtmenge (Stück, Packung, Normgröße) – Vielfaches einer Packung insbes. bei zertifizierter Software nach § 73 SGB V – PZN, soweit verfügbar
8. Die Verordnung enthält optimaler Weise Handelsname und Wirkstoff (bzw. Wirkstoffsalz).
9. Die Verordnung nennt invasive, risikoreiche Applikationsarten eindeutig und ausgeschrieben.
10. Die Verordnung nennt Körperteil und Körperseite für die Applikation eindeutig.
11. Die Verordnung enthält folgende Mindestangaben zur Dosierung: – Einzeldosis mit Einheit – Einnahmehäufigkeit pro Tag (bzw. Abstand in Tagen) Falls nicht eindeutig, sollen wo zutreffend folgende Angaben ergänzt werden: Hinweis zur Teilbarkeit Exakte Einnahmezeiten Begrenzte Dauer (in Tagen) und Stoppdatum Komplexe Dosierungsschemata: Tag 1, Tag 2, …, Stoppdatum Bedarfsmedikation: Einnahmeanlass und Einnahmeabstand in Stunden und maximale Dosis pro 24 h Trägerlösung und Volumen (in ml) Laufrate (ml/h) oder Laufzeit (Minuten) und Gesamtkonzentration (mg/ml) sowie Sicherheitsmargen
12. Die Verordnung enthält die Einzeldosis als ganze Zahl (z. B. 500 mg statt 0,5 g).
13. Die Verordnung enthält die Einzeldosis in mg, mg/ml oder einer vereinbarten Einheit (z. B. Tropfen).
14. Die Verordnung enthält keine erkennbaren Risiken für den Patienten.
15. Die Verordnung enthält die folgenden Zusatzinformationen zum Arzneimittelgebrauch oder diese sind mindestens der Patientin bzw. dem Patient bzw. der Betreuung bekannt: a) Anwendungsgrund (insbes. bei Bedarfs- und verordneter Selbstmedikation) b) Hinweise zur Vermeidung und Erkennung von schweren Nebenwirkungen

Aktionsbündnis Patientensicherheit e.V.: Intravenöse Applikation von Vincristin sicherstellen: Einsatz von Hochrisikoarzneimitteln. Aktionsbündnis Patientensicherheit e.V. 2015. www.aps-ev.de/wp-content/uploads/2016/08/APS_HE_Vincristin.pdf

Aktionsbündnis Patientensicherheit e.V.: Hilfestellung zur Umstellung von Luer-Verbindern auf neue verwechslungssichere Verbinder: Langversion. Aktionsbündnis Patientensicherheit e.V. 2016. www.aps-ev.de/wp-content/uploads/2016/08/APS-HE_LUER-Verbinder_lang-1.pdf

Aktionsbündnis Patientensicherheit e.V., Institut für Patientensicherheit der Rheinischen Friedrich-Wilhelms-Universität Bonn: Oral appliziertes Methotrexat: Handlungsempfehlungen bei Einsatz von Hochrisikoarzneimitteln. 2013. www.aps-ev.de/wp-content/uploads/2016/09/Handlungsempfehlung_-_Methotrexat.pdf

Aktionsbündnis Patientensicherheit e.V.: Gute Verordnungspraxis in der Arzneimitteltherapie. 15 Empfehlungen für die Kitteltasche. 2020. www.aps-ev.de/wp-content/uploads/2020/06/2020-AMTS-Verordnungspraxis_Kitteltasche.pdf

Arzneimittelkommission der deutschen Ärzteschaft (AkdÄ): Aus der UAW-Datenbank: Vincristin: Tödliche Zwischenfälle nach versehentlicher intrathekaler Gabe. Deutsches Ärtzeblatt 2005; 102: A-1615/B-1355/C-1279.

DIVI. Farben für DIVI-Standard-Spritzenetiketten: Version 15.06.12. www.divi.de/empfehlungen/publikationen/viewdocument/58/20120911-publikationen-farben

Moisa A, Fritz P, Benz D, Wehner H-D: Iatrogenically-related, fatal methotrexate intoxication: A series of four cases. Forensic science international. 2006; 156: 154–157. doi:10.1016/j.forsciint.2004.12.031

Pannu AK: Methotrexate overdose in clinical practice. Current drug metabolism. 2019; 20: 714–719. doi:10.2174/1389200220666190806140844

Saedder EA, Brock B, Nielsen LP et al.: Identifying high-risk medication: A systematic literature review. European journal of clinical pharmacology. 2014: 70; 637–645. doi:10.1007/s00228-014-1668-z

Sinicina I, Mayr B, Mall G, Keil W: Deaths following methotrexate overdoses by medical staff. The Journal of rheumatology. 2005: 32; 2009–2011

WHO: Alert No. 115: Vincristin (and other vinca alkaloids) should only be given intravenously via minibag. 2007. www.who.int/medicines/publications/drugalerts/Alert_115_vincristine.pdf

6.4 Fehltransfusionen, insbesondere bei AB0-Inkompatibilität

Die Gabe von Fremdblutprodukten ist in verschiedenen Behandlungssituationen akut und chronisch erkrankter bzw. verletzter Menschen von überlebenswichtiger Bedeutung. Allerdings ist die Gabe von Fremdblutprodukten auch immer mit gewissen Risiken assoziiert. So geben Müller et al. (2015b) die Rate leichter allergischer Transfusionsreaktionen mit 1 von 200 Fällen, schwere allergische Reaktionen mit 1 von 10.000 Fällen an. Das Risiko der potenziell tödlichen Komplikation der transfusionsassoziierten Lungeninsuffizienz (TRALI) besteht insbesondere bei der Gabe gefrorener Frischplasmen (FFP). Auch wenn dieses Risiko für TRALI durch weitere Strategien vermindert worden ist (Müller et al. 2015a) und aktuell mit etwa 1 zu 100.000 angegeben wird (Meyer et al. 2018), so bleibt es dennoch bestehen und es kommt aufgrund der hohen Anzahl an EK- und FFP-Gaben jedes Jahr zu Patientenschädigungen. Ebenfalls extrem gering, aber noch vorhanden, ist das Risiko einer Infektion, z. B. mit HIV.

Neben den in aller Regel nicht ohne Weiteres vorhersehbaren unerwünschten Reaktionen kommt es in sehr seltenen Situationen auch zu lebensbedrohlichen oder tödlichen Komplikationen, die als vermeidbar gelten. Eine dieser Situationen resultiert aus der Gabe AB0-inkompatibler Blutkonserven aufgrund von Verwechslungen.

Aus der Praxis

Fehltransfusion mit tödlichen Folgen

Im Dezember 2015 kam es in einer Klinik in Niedersachsen zu einer tödlichen Verwechslung von Blutkonserven: Eine 81-jährige Patientin erhielt eine Eigenblutkonserve einer anderen Frau mit ähnlichem Vor- und Nachnamen im Zuge einer Operation. Offenbar wurde jedoch vor der Gabe der Konserve weder ein Bedside-Test durchgeführt noch wurden Vor- und Nachname sowie Geburtsdatum von Konserve und Patientin abgeglichen. Tragischerweise erhielt die Patienten infolge der Zustandsverschlechterung auf der Intensivstation offenbar nochmals eine Eigenblutkonserve der anderen Patientin. Der vor der zweiten Transfusion durchgeführte Bedside-Test war möglicherweise durch die erste Spenderkonserve verfälscht. Die Patientin verstarb kurze Zeit später an den Folgen der Fehltransfusion. Der verantwortliche Anästhesist wurde entlassen und im Jahr 2017 zu einer Geldstrafe in Höhe von knapp 12.000 Euro verurteilt (Ärztezeitung 2017).

Insgesamt ist das Risiko einer tödlich verlaufenden Komplikation durch eine Bluttransfusion durch umfassende und umfangreiche Qualitäts- und Risikomanagementmaßnahmen in der Vergangenheit bereits deutlich reduziert worden.

Einerseits ist dies somit ein gutes Beispiel dafür, dass systematisches Qualitäts- und Risikomanagement für die Patientensicherheit hochrelevant ist und effektiv sein kann: So werden z. B. durch wiederholtes Einsenden von „Kreuzblut" immer wieder Verwechslungen in der Qualitätssicherung von Blutbanken aufgedeckt, da die vermutete Blutprobe plötzlich nicht mehr mit der bekannten Blutgruppe übereinstimmt.

Andererseits ist es auch ein gutes Beispiel dafür, dass selbst das beste Qualitäts- und Risikomanagement nicht gänzlich vor unerwünschten Reaktionen, aber auch vermeidbaren Fehlern schützen kann. Als häufigste vermeidbare Fehler im Gesamtprozess der Bluttransfusion gelten Verwechslungen bei der Abnahme des Kreuzblutes, z. B. durch Verwechslung der Blutabnahmeröhrchen nach Venenpunktion oder der versehentlichen Etikettierung der Laborröhrchen mit den falschen Patientenetiketten. Außerdem wird die Unterlassung des **Bedside-Tests** als häufiger vermeidbarer Fehler genannt (Müller et al. 2015b)

Merke

Kontrolle der Identität des Patienten auch bei Kreuzblutabnahme mit den bereits beschrifteten Laborröhrchen. Keine nachträgliche Etikettierung! Bei jedem Zweifel neues Kreuzblut abnehmen, um Verwechslungen zu vermeiden.

Aus diesem Grund ist seit Langem als ultimative Kontrolle vor Verabreichung eines Erythrozytenkonzentrats die Durchführung eines am Patientenbett durchgeführten Agglutinationstests, eines sog. Bedside-Tests, gesetzlich verpflichtend vorgeschrieben (► Abb. 6.9). Dies ist neben dem Abgleich der Identität des Patienten mit der Begleitdokumentation der zu transfundierenden Blutkonserve die letzte „Käsescheibe im Schweizer-Käse-Modell" (► Abb. 3.2), die verhindern soll, dass es zur Gabe AB0-inkompatibler Blutprodukte kommt.

Aber selbstverständlich kann der Bedside-Test nicht alle Risiken eliminieren: Er könnte bei unsachgemäßer Lagerung falsch negativ reagieren, es könnte trotzdem eine Patientenverwechslung vorliegen, wenn beide Patienten dieselbe Blutgruppe haben. Als elementare Sicherheitsbarriere ist er trotzdem unverzichtbar.

Merke

- Keine Transfusion ohne Bedside-Test!
- Die Gabe einer Transfusion ist eine nicht delegierbare ärztliche Maßnahme!
- Bei Schichtwechsel selbst einen neuen Bedside-Test machen!
- Vor der Transfusion immer Patientenaufklärung sicherstellen, ansonsten (bei Bewusstlosen) nachträgliche Sicherungsaufklärung wegen möglichem Infektionsrisiko!

Im Fall einer Fehltransfusion muss neben dem medizinischen Notfallmanagement nach gesetzlichen Vorschriften eine Meldung an das Paul-Ehrlich-Institut erfolgen, die auch Namen der/des für die Transfusion ärztlich Verantwortlichen, den Namen des Patienten und alle Chargennummern und Begleitinformationen enthält.

Aus Sicht des klinischen Risikomanagements wäre es natürlich am besten, Risiken ganz zu vermeiden. Dies ist in der Praxis jedoch nicht immer möglich, da jede Transfusion auch Risiken beinhaltet. Besonders interessant aus Sicht der Patientensicherheit

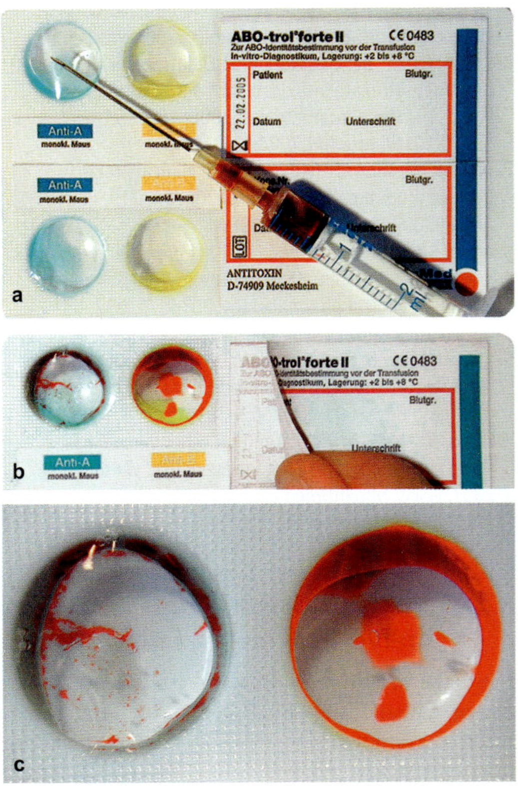

Abb. 6.9 Bedside-Test [V334]

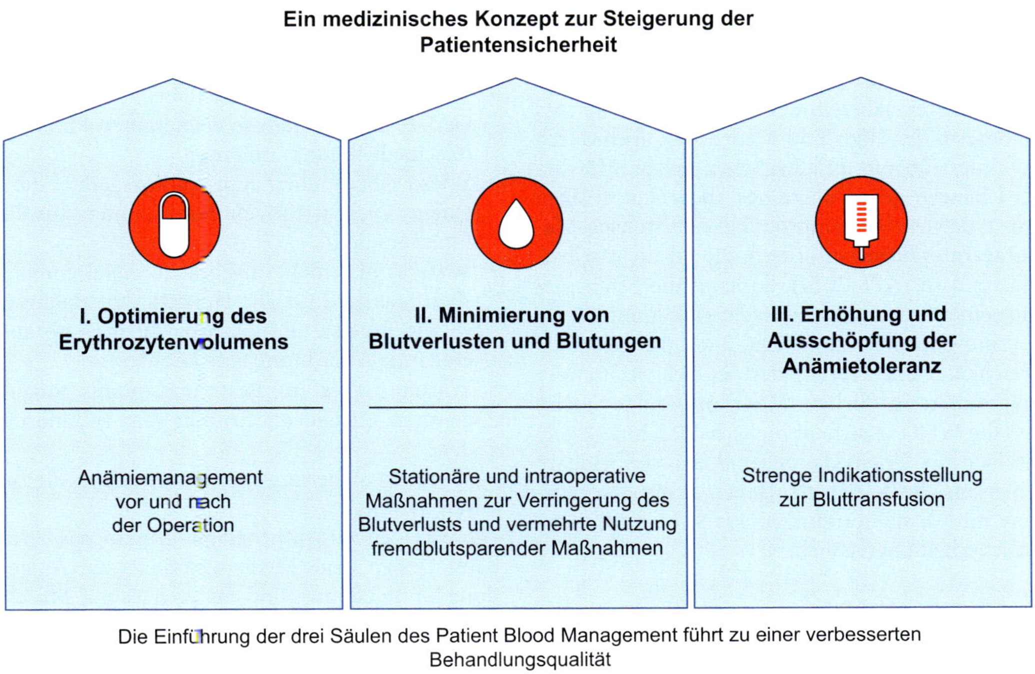

Abb. 6.10 Säulen des Patient Blood Management [W348] [L143]

ist daher das Konzept des **Patient Blood Management** (PBM), mit dem durch konsequente Anwendung verschiedener Präventionsmaßnahmen (▶ Abb. 6.10) die Gabe von Fremdblutprodukten, wenn irgend möglich, vermieden oder die Anzahl der Fremdblutkomponenten zumindest deutlich gesenkt werden soll.

Eine Metaanalyse randomisiert kontrollierter Studien zum Einsatz von PBM von Althoff et al. (2019) konnte eine durchschnittliche Reduktion der Transfusionen um 39 % und der Fallsterblichkeit um 11 % für Patienten zeigen, bei denen PBM angewandt wurde.

Außerdem kann so die knappe Ressource Fremdblutprodukte geschont werden, um im Bedarfsfall für einzelne Patienten mit hohem Bedarf (z. B. bei einer Massivtransfusion nach Unfall) die Versorgung jederzeit gewährleisten zu können. Der Barmer Krankenhausreport 2019 schätzt das Einsparpotenzial in Deutschland derzeit auf eine Million Blutkonserven (Barmer 2019).

Weitere Informationen zum Konzept des Patient Blood Management findest du unter: www.pbm-academy.de.

LITERATUR

Ärztezeitung: Geldstrafe für Pfusch bei Transfusion: Ein ehemaliger Oberarzt des Duderstädter Krankenhauses muss wegen fahrlässiger Tötung eine Geldstrafe zahlen. Ärztezeitung. 2017

Althoff FC, Neb H, Herrmann E et al.: Multimodal Patient Blood Management Program Based on a Three-pillar Strategy: A Systematic Review and Meta-analysis. Annals of surgery. 2019; 269: 794–804. doi:10.1097/SLA.0000000000003095

Augurzky B, Decker S, Hentschker C, Mensen A: Patient Blood Management. Berlin: Barmer, 2019

Meyer DE, Reynolds JW, Hobbs R et al.: The Incidence of Transfusion-Related Acute Lung Injury at a Large, Urban Tertiary Medical Center: A Decade's Experience. Anesthesia and analgesia. 2018; 127: doi:10.1213/ANE.0000000000003392

Müller MCA, van Stein D, Binnekade JM et al.: Low-risk transfusion-related acute lung injury donor strategies and the impact on the onset of transfusion-related acute lung injury: A meta-analysis. Transfusion. 2015a; 55: 164–175. doi:10.1111/trf.12816

Müller MM, Geisen C, Zacharowski K et al.: Transfusion of Packed Red Cells: Indications, Triggers and Adverse Events. Deutsches Arzteblatt international. 2015b; 112: 507–517. quiz 518. 10.3238/arztebl.2015.0507

6.5 Fehlbedienung von Medizinprodukten

Der Einsatz von Medizinprodukten hat die Medizin in den letzten Jahrzehnten revolutioniert, sowohl im Bereich der High-End-Medizin als auch durch die Unterstützung im alltäglichen Leben. Mit diesen Chancen gehen allerdings auch neue Risiken einher, da viele Medizinprodukte eine **Mensch-Maschine-Interaktion** erfordern, die oft nicht selbsterklärend ist (APS 2014). So kann die Fehlbedienung eines Beatmungsgeräts, das viele komplizierte Beatmungsmuster ermöglicht, auch das Gegenteil erreichen. Daher verwundert es bei wachsender Zahl unterschiedlicher Medizinprodukte nicht, dass die WHO unsichere Mensch-Maschine-Interaktionen als einen Hauptgrund für vermeidbare Fehler ansieht (► Kap. 2). Daher ist die Beschäftigung mit Medizinprodukten aus Sicht der Patientensicherheit unerlässlich.

Aus der Praxis

Da blieb die Luft weg

In einer großen Klinik wurden Anästhesiegeräte verschiedener Hersteller eingesetzt. Natürlich sahen die Geräte anders aus, hatten anders klingende Alarme und auch die Bezeichnungen für Beatmungstechniken wichen leicht voneinander ab. Das eigentlich Kritische aber war die Steuerung der Sauerstoffzufuhr: Während bei einem Hersteller die Sauerstoffzufuhr im Uhrzeigersinn aufgedreht wurde, geschah dies beim Gerät des anderen Herstellers gegen den Uhrzeigersinn. Natürlich wurden alle Anwenderinnen und Anwender auf diese Besonderheit hingewiesen, aber das genügte nicht. Es kam, wie es kommen musste: Eines Tages drehte ein Anästhesist, der zuvor im Nachbar-OP an einem Gerät des anderen Anbieters saß, bei der Narkoseausleitung versehentlich die Sauerstoffzufuhr nicht auf Maximum, sondern komplett ab. Der Fehler wurde nicht rechtzeitig bemerkt und der Patient erlitt daraufhin eine Hypoxie und verstarb nach zunächst erfolgreicher Reanimation mit hypoxischem Hirnschaden am dritten postoperativen Tag.

Das Fallbeispiel zeigt zwei Dinge deutlich: Zum einen können Fehlbedienungen von Medizinprodukten tödliche Konsequenzen haben, zum anderen reicht der bloße Hinweis auf eine Gefahr nicht aus. Aus Sicht des klinischen Risikomanagements, das wir in ► Kap. 8 noch ausführlicher thematisieren, stellen sich neben der Frage nach der individuellen Verantwortung des Verursachers dieser Komplikation noch viel tief greifendere Fragen im Zusammenhang mit der Beschaffung (APS 2019) und der Normierung von Medizinprodukten:

- Wieso verfügt ein Krankenhaus überhaupt über Geräte, die in einem so elementaren Punkt unterschiedlich funktionieren?
- Wieso gibt es überhaupt Narkosegeräte, die in einem solch wichtigen Punkt unterschiedlich funktionieren?
- Wäre es hier nicht angebracht, einen einheitlichen Standard für alle Hersteller zu etablieren, so wie Bremse und Gaspedal beim Auto auch eine feste Anordnung aufweisen?
- Warum ist es im Beatmungsmodus möglich gewesen, die Sauerstoffzufuhr ganz zu unterbinden?
- Wäre ein Sicherungsmechanismus ggf. die bessere Lösung?

Diese Fragen verdeutlichen ein Prinzip, das bereits beim Design eines Medizinprodukts zur Anwendung kommen muss und das auch als sog. **Maschinenrichtlinie** nach DIN EN ISO 12100 bzw. als **Drei-Stufen-Modell der Risikoreduktion** bekannt ist (► Abb. 6.11; Stramet, Kahla-Witzsch 2019).

Die **stärksten Sicherheitsbarrieren,** die auch bei außergewöhnlichen Bedingungen noch Sicherheit gewährleisten, sind technische Lösungen, z. B. durch alternative Konstruktion wie das ENFit-System (► Abb. 6.6). Ein Beispiel dafür sind die Wandanschlüsse für medizinische Gase: Während Sauerstoff einen sechseckigen Anschluss hat, ist der Druckluftanschluss viereckig. Somit ist auch in hektischen Situation eine versehentliche Verwechslung beider Anschlüsse nicht mehr möglich.

Als zweite, nicht mehr ganz so wirksame Schutzmaßnahme sind **weitere Sicherheitsinstrumente** anzusehen, wie z. B. der Bedside-Test (► Abb. 6.9). Richtig durchgeführt ist dieser Test auch eine dicke Käsescheibe in unserem Schweizer-Käse-Modell (► Abb. 3.2), ich kann den Test jedoch willkürlich oder versehentlich übergehen. Das ist beim Druckluftanschluss nicht der Fall. Trotzdem ist der Bedside-Test unerlässlich, da es keine vergleichbare technische Lösung gibt, die eine Fehltransfusion sicher vermeiden kann.

Und auch die dritte Stufe, die **Schulung und Unterweisung** ist wichtig, da es nie möglich sein wird, alle Risiken durch technische Maßnahmen sicher auszuschließen (APS 2017).

In Bezug auf die oben genannten Fragen hat sich in den letzten Jahren einiges getan, denn das Beispiel

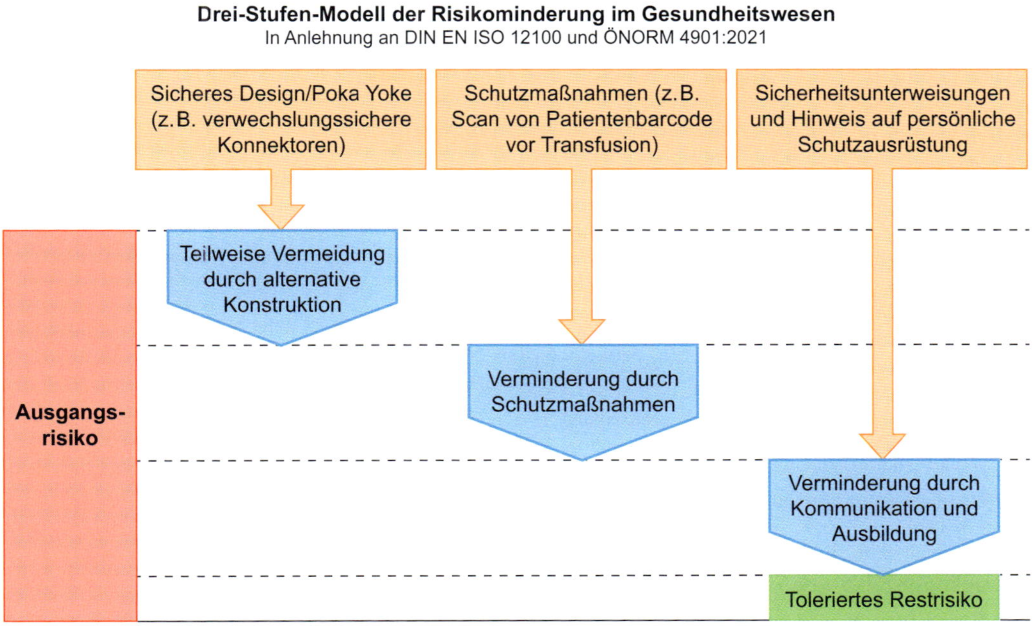

Abb. 6.11 Drei-Stufen-Modell der Risikominderung im Gesundheitswesen [G1032] [L143]

mit der tödlichen Verwechslung ist schon einige Jahrzehnte alt. Mittlerweile gibt es beispielsweise den Standard DIN EN ISO 80601-2-13 (VDE 0750-2-13): 2020–02. Das ist ein sperriger Begriff, aber diese Vorgabe erhöht durch verbindliche Anforderungen die Sicherheit von Anästhesiearbeitsplätzen. Hier findet sich in Abschnitt 201.101.6.2 (Bedienelement für die Durchflusseinstellung) die im Zweifelsfall lebensrettende Vorgabe, dass alle Bedienelemente für die Durchflusseinstellung eines Gases im Gegenuhrzeigersinn zu einer Erhöhung der Durchflussmenge führen müssen. Auch ist bei heutigen Narkosegeräten ein Betrieb ohne Sauerstoffzufuhr durch eine technische Sperre ausgeschlossen. Dennoch gilt nach wie vor folgende Warnung:

Merke

Lass die Finger von Maschinen, die du selbst nicht kannst bedienen (▸ Abb. 6.12)!

Daher schreibt auch die sog. **Medizinproduktebetreiberverordnung** (MPBetreibV) vor, dass alle Anwender, unabhängig von ihrer Berufsgruppenzugehörigkeit, vor der Anwendung eines aktiven Medizinprodukts gemäß Anlage 1 der MPBetreibV (▸ Tab. 6.5) am Patienten im Rahmen einer Einweisung das Gerät, seine Funktionen, die Bedienung sowie eventuelle Risiken im Umgang mit dem Gerät kennenlernen.

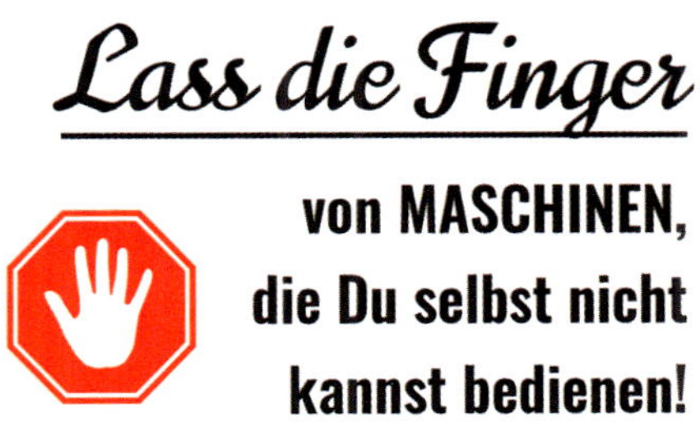

Abb. 6.12 Alte Warnung, gilt noch heute! [J803]

Cave

Nach dieser Liste ist z. B. jeder Perfusor (▸ Tab. 6.5, Ziffer 1.4), unabhängig davon, welche Substanzen damit verabreicht werden, einweisungspflichtig. Dasselbe gilt für einen Defibrillator auf dem Notfallwagen der eigenen Station und es gilt für alle dort Tätigen, die diese Geräte bedienen, unabhängig vom Ausbildungsstand!

Tab. 6.5 Liste aktiver Medizinprodukte gem. Anlage 1 MPBetreibV (Medizinprodukte-Betreiberverordnung [MPBetreibV], Anlage 1 [BGBL 2002, 3403])

1. Nichtimplantierbare aktive Medizinprodukte zur
1.1. Erzeugung und Anwendung elektrischer Energie zur unmittelbaren Beeinflussung der Funktion von Nerven und/oder Muskeln beziehungsweise der Herztätigkeit einschließlich Defibrillatoren,
1.2. intrakardialen Messung elektrischer Größen oder Messung anderer Größen unter Verwendung elektrisch betriebener Messsonden in Blutgefäßen beziehungsweise an freigelegten Blutgefäßen,
1.3. Erzeugung und Anwendung jeglicher Energie zur unmittelbaren Koagulation, Gewebezerstörung oder Zertrümmerung von Ablagerungen in Organen,
1.4. unmittelbare Einbringung von Substanzen und Flüssigkeiten in den Blutkreislauf unter potenziellem Druckaufbau, wobei die Substanzen und Flüssigkeiten auch aufbereitete oder speziell behandelte körpereigene sein können, deren Einbringen mit einer Entnahmefunktion direkt gekoppelt ist,
1.5. maschinellen Beatmung mit oder ohne Anästhesie,
1.6. Diagnose mit bildgebenden Verfahren nach dem Prinzip der Kernspinresonanz,
1.7. Therapie mit Druckkammern,
1.8. Therapie mittels Hypothermie.
2. Säuglingsinkubatoren.
3. Externe aktive Komponenten aktiver Implantate.

Merke

Die Einweisungspflicht in aktive Medizinprodukte gilt auch für Auszubildende aller Gesundheitsfach- und Heilberufe. Sie ist eine Bringschuld des Arbeitgebers, aber auch eine Holschuld des Arbeitnehmers. Fordere eine Unterweisung ein, bevor du ein aktives Medizinprodukt bedienst. „See none, do one" kann sonst richtig gefährlich werden.

Mehr Informationen zum Thema kannst du nachlesen in den Handlungsempfehlungen zur Prävention medizinprodukteassoziierter Risiken des Aktionsbündnis Patientensicherheit e. V.; als kostenloser Download verfügbar unter www.aps-ev.de.

LITERATUR

Aktionsbündnis Patientensicherheit e.V.: Patientensicherheit durch Prävention medizinproduktassoziierter Risiken: Teil 1: aktive Medizinprodukte, insbesondere medizintechnische Geräte in Krankenhäusern. 2014. www.aps-ev.de/wp-content/uploads/2016/08/APS_Handlungsempfehlungen_2014_WEB_lang-1.pdf

Aktionsbündnis Patientensicherheit e.V.: Umsetzung der Einweisungsverpflichtung für Medizinprodukte: Für Hersteller, Anwender, Betreiber und Gesetzgeber. 2017. www.aps-ev.de/wp-content/uploads/2017/04/HE-Einweisung-von-MP.pdf

Aktionsbündnis Patientensicherheit e.V.: Patientensicherheit – ein entscheidendes Kriterium bei der Beschaffung von Medizinprodukten. 2019. www.aps-ev.de/wp-content/uploads/2019/03/2019_APS-HE_Beschaffung-1.pdf.

Bundesministerium für Gesundheit: Verordnung über das Errichten, Betreiben und Anwenden von Medizinprodukten(Medizinprodukte-Betreiberverordnung): MPBetreibV. 2002

Strametz R, Kahla-Witzsch HA: Der Faktor Mensch im Risikomanagement. In: Strametz R, Bayeff-Filloff M. (Hrsg.), Risikomanagement in der Notaufnahme. 1. A. 2019: 64–75

6.6 Einbringen metallischer Gegenstände in ein MRT

Die medizinische Diagnostik wurde durch die Einführung der Magnetresonanztomografie (MRT) zum einen deutlich erweitert, zum anderen konnte für viele radiologische Untersuchungen die relevante Strahlenexposition durch eine Computertomografie (CT) vermieden werden. Allerdings entstehen durch den Magnetresonanztomografen auch außerhalb der eigentlichen Untersuchungen erhebliche Magnetfelder, die insbesondere bei unbeabsichtigtem Einbringen eines magnetisierbaren Objekts zur Gefährdung für Mitarbeitende und Behandelnde werden kann (Tsai et al. 2015).

Neben metallischen Kleinteilen wie Uhren, Kugelschreibern oder Scheren sind insbesondere lebensbedrohliche oder sogar tödliche Zwischenfälle im Zusammenhang mit Sauerstoffflaschen oder anderen Medizinprodukten bis hin zu Patientenbetten beschrieben, die zu nahe am Tomografen platziert und vom Magnetfeld angezogen wurden.
Da das Magnetfeld außerhalb dieser Ereignisse in aller Regel nicht wahrnehmbar ist und bauliche Einschränkungen aufgrund anderer Erfordernisse wie Evakuierungsmöglichkeiten limitiert sind, ist die Sensibilisierung aller Beteiligten z. B. bei Untersuchung sauerstoff- oder überwachungspflichtiger oder gar beatmeter Patienten besonders wichtig.
Ebenso ist eine sorgfältige Risikoevaluation unerlässlich, da die starken Magnetfelder bei metallischen Implantaten zu Erwärmung, Fehlfunktion oder sogar zur Dislokation führen können. Das kann bei schrittmacherpflichtigen Patienten lebensbedrohliche Komplikationen haben. Auch bestimmte ältere Tattoofarben (meist vor 1990) können aufgrund ihres Eisengehalts oberflächliche Verbrennungen auslösen. Eine sorgfältige Anamnese auf Risikofaktoren ist daher vor einer MRT-Untersuchung unerlässlich.
Hierfür gibt es im v. a. im angloamerikanischen Bereich **MRI Safety Checklists** (▸ Abb. 6.13), analog zu den bereits in ▸ Kap. 6.1. beschriebenen OP-Checklisten.

Aus der Praxis

MRT des Grauens

Ein beatmeter Intensivpatient mit langer medizinischer Vorgeschichte sollte ein dringliches MRT erhalten und wurde von einem Anästhesisten von der Intensivstation zum MRT transportiert, um ihn an das MRT-taugliche Spezialbeatmungsgerät anzuschießen. Der transportierende Arzt kannte den Patienten allerdings nicht.
Zuvor wurde bei der Intensivstation nachgefragt, ob der Patient metallische Gegenstände trägen würde. Daraufhin wurden bestimmte Zugänge (z. B. Temperatursonden) entfernt bzw. getauscht. Der Transport zum MRT gelang problemlos und das Umlagern sowie der Anschluss an das MRT-taugliche Monitoring- und Beatmungsgerät ebenfalls.
Nachdem der Patient bereits bis zum Becken im MRT verschwunden war, kam aus dem Arztzimmer ein lauter Schrei, verbunden mit der Aufforderung, den Patienten sofort aus dem MRT zu holen.
Der zuständige Radiologe hatte sich bei der Sichtung der Vorbefunde gewundert, dass viele CT-Befunde vorlagen, aber kein einziger MRT-Befund. Der letzte CT-Befund weist auf eine lange zurückliegende Granatsplitterverletzung hin, bei der mehrere Splitter zwischen Aorta und der Vena cava inferior liegend nach sorgfältiger Nutzen-Risiko-Abwägung in situ belassen wurden.
Nach sofortigem Abbruch der Untersuchung wurde eine CT-Untersuchung zur Kontrolle durchgeführt, bei der glücklicherweise sowohl eine Dislokation als auch eine Gefäßverletzung ausgeschlossen werden konnte.

Merke

Kontrolliere und leere vor dem Betreten eines MRT-Untersuchungsraums alle Taschen wie beim Sicherheitscheck am Flughafen. Betrachte den Türrahmen zum Untersuchungsraum als Sicherheitsschleuse und mache einen MRT-Time-out (▸ Abb. 6.14).

LITERATUR

Royal Cornwal Hospital Trust (RCHT): MRI Safety Checklist. Royal Cornwal Hospital Trust RCHT. https://doclibrary-rcht.cornwall.nhs.uk/DocumentsLibrary/RoyalCornwallHospitalsTrust/Forms/FormsToPrint/Specialty/ClinicalImaging/CHA2840MRISafetyChecklist.pdf. 2014

Tsai LL, Grant AK, Mortele KJ et al.: 2015. A Practical Guide to MR Imaging Safety: What Radiologists Need to Know. Radiographics: a review publication of the Radiological Society of North America, Inc. 2015; 35: 1722–1737. doi:10.1148/rg.2015150108

Place patient sticker **within** this box

NHS
Royal Cornwall Hospitals
NHS Trust

MRI safety checklist

Name:	**Date of birth:**
Address:	
Postcode:	**Telephone number:**

	Please answer the following questions	**Yes / No**
1	**Do you have a cardiac pacemaker/defibrillator?**	
2	**Have you ever had a cardiac pacemaker/defibrillator?** If yes, give details	
3	**Have you ever had heart surgery?** If yes, give details	
4	**Do you have a neuro-stimulator?**	
5	**Have you ever had any type of electronic, mechanical, or magnetic Implant?** If yes, give details	
6	**Have you ever had surgery to your brain?** If yes, give details	
7	**Do you have a programmable hydrocephalus shunt?**	
8	**Have you ever had surgery to your ears?** If yes, give details	

One + all | we care

1 of 2

CHA2840 V4 Printed 07/2018

Abb. 6.13 MRI Safety Checklist Royal Cornwall Hospitals Trust (RCHT 2014)

Place patient sticker **within** this box

MRI SAFETY CHECKLIST cont...

	Please answer the following questions	Yes / No
9	**Have you ever had surgery to your eyes?** If yes, give details	
10	**Have you ever had any operations involving the use of metal implants, plates, or clips?** If yes, give details	
11	**Have you ever had any metal fragments in your eyes?** If yes, give details	
12	**Have you ever had any metal fragments in any other part of your body?** If yes, give details	
13	**Have you had any surgery in any part of your body in the past 6 weeks?** If yes, give details	
14	**Do you have a prosthetic limb, eye or other artificial device not already mentioned?** If yes, give details	
15	**Are you wearing any medication patches? (eg. Nicotine, HRT patch)**	
16	**Do you have any wound dressings?**	
17	**Have you had a previous MRI scan?** If yes when was the most recent?	
18	**What is your weight?** **(Stones)** **(Kilograms)**	
	WOMEN ONLY	
19	**Could you be pregnant?**	
20	**Are you breast-feeding?**	

I confirm that that the information I have provided is correct to the best of my knowledge.

Signature of patient: **Date:**

Signature of staff member (1): **Date:**

Signature of staff member (2): **Date:**

Please remove all loose metallic objects, including metallic body piercing, hearing aids, foil drug patches and dentures.

CHA2840 V4 07/2018 **2 of 2**

Abb. 6.13 ***(Forts.)*** MRI Safety Checklist Royal Cornwall Hospitals Trust (RCHT 2014)

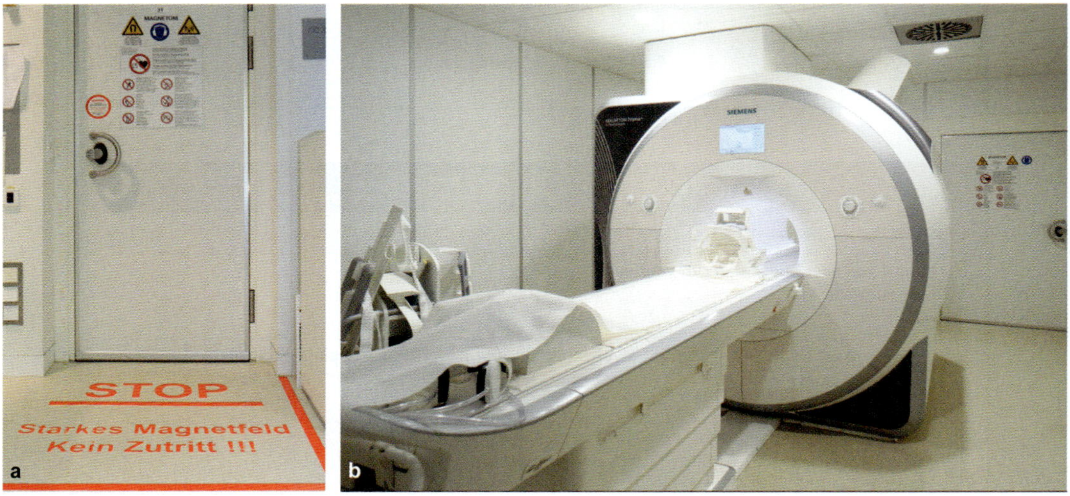

Abb. 6.14 Sicherheitshinweise vor einem MRT (Verwendung mit freundlicher Genehmigung des Universitätsklinikums Frankfurt am Main) [T306-002]

Reinhard Strametz

07

Wege zur Erhöhung der Patientensicherheit

„Es gibt nichts Gutes, außer man tut es!"
(Erich Kästner, dt. Schriftsteller u. Publizist, 1899–1974)

Nachdem wir nun die wichtigsten Risiken für die Patientensicherheit durch unsichere Kommunikation (▸ Kap. 4), fehlerhafte Diagnosen (▸ Kap. 5) und vermeidbare Schäden in der Therapie (▸ Kap. 6) kennen, stellt sich doch eigentlich die Frage, warum diese Probleme noch nicht behoben sind.

Das hat im Wesentlichen zwei Gründe:

- Zum einen finden sich die hier gezeigten Inhalte noch nicht flächendeckend in den Curricula der Gesundheitsfach- und Heilberufe.
- Zum anderen ist es einfach, solche Probleme zu verdrängen.

Unser vermeintlich gesunder Menschenverstand, der uns schon in ▸ Kap. 5, böse im Stich gelassen hat, schlägt hier wieder zu, nämlich bei unserer **Risikowahrnehmung.** Ein einfaches Beispiel kann verdeutlichen, dass unsere Risikowahrnehmung in komplexen oder seltenen Situationen trügerisch ist: Vergleichen wir Haie, Krokodile, Schlangen und Rehe. Auf die Frage, welches das gefährlichste Wildtier ist, weil es am meisten Menschen tötet, kämen die wenigsten auf die Idee, dass Rehe ca. 7 × mehr Menschen töten als alle anderen Wildtiere zusammen. Dies tun sie vorwiegend still, indem sie plötzlich vor einem Auto auftauchen und aufgrund der dadurch oftmals unvermeidbaren Kollision, sich selbst und die Insassen des Pkw ins Jenseits befördern.

Wenn wir für solche Sachverhalte nicht sensibilisiert werden, dann fehlt uns etwas, das bei vielen Unfällen mit katastrophalem Ausgang auch in anderen Branchen beobachtet wurde: das **Situationsbewusstsein.** Nur wenn wir es schaffen, in kritischen Situationen unser System 2 zu aktivieren, im Zweifel lieber 100 Mal zu viel als 1 Mal zu wenig, sind die uns anvertrauten Behandelten auch außerhalb einer Transfusion oder einer per Checkliste überwachten OP sicher.

Aus der Praxis

1000 Mal intubiert, 1000 Mal ist nix passiert …

Ich habe über acht Jahre als klinisch tätiger Anästhesist gearbeitet. Die Einleitung von Narkosen war dabei eine Routinetätigkeit, die ich mehrere 1000 Male (zunehmend ohne fremde Hilfe) durchgeführt habe. In der Regel geht dabei alles gut, entweder im ersten Versuch oder ggf., wie zu Beginn meiner Tätigkeit, mit tatkräftiger fach- oder oberärztlicher Unterstützung. Je länger ich tätig war, umso höher wurden die Anforderungen: Intubation von Kindern und Säuglingen, Intubation bei Blutungen im Rachenraum, Intubation bei Fehlbildungen. Bei jeder Intubation war ein mögliches Szenario immer im Raum, der Horror aller Anästhesistinnen und Anästhesisten: eine Cannot-ventilate-cannot-intubate-Situation. Aus diesem Grund empfiehlt sich eine Präoxygenierung, um den Stickstoff in den Lungen durch Sauerstoff zu ersetzen und so ein Notfalldepot Sauerstoff im Körper zu schaffen. Das ist etwas, dass wir in 999 von 1000 Fällen nicht benötigen, aber nach fast acht Jahren klinischer Tätigkeit und Tausenden Intubationen hat es einer Patientin, der ich es nicht angesehen hatte, das Leben gerettet, weil sie genug Sauerstoff an Bord hatte, um nach sieben Minuten ohne relevanten Abfall der Sauerstoffsättigung wieder aufzuwachen.

7.1 Patientensicherheit hilft dir selbst am meisten!

An dieser Stelle ist es an der Zeit, einmal darüber nachzudenken, was eine solche Patientenschädigung mit uns selbst machen würde. Schließlich haben wir diesen beruflichen Weg ja gewählt, um anderen zu helfen und nicht um ihnen zu schaden. Der amerikanische Arzt Albert Wu hat für diese Problematik im Jahr 2000 einen passenden Begriff definiert. Er bezeichnete Ärztinnen und Ärzte, denen ein schwerer Fehler passiert und die dadurch selbst auch geschädigt werden, als sog. **Second Victims,** also als die zweiten Opfer neben Patienten und Angehörigen (Wu 2000).

Dies war das erste Mal, dass prominent über ein bis dahin absolutes Tabuthema gesprochen wurde. Die **psychische Belastung von Behandelnden** durch ihre berufliche Tätigkeit. Meine eigene ärztliche Sozialisation lief wie schon Generationen vor mir streng nach dem Grundsatz ab: „Der Patient ist krank, nicht du!" In Verbindung mit dem hohen Leistungsanspruch des Studiums und dieser Sozialisation kann schnell eine Art Wagenburgmentalität entstehen, also ein bewusstes Abgrenzungsverhalten gegenüber Behandelten und Angehörigen oder anderen Berufsgruppen. Dies macht es schwer, sich selbst eigene Fehler und,

damit verbunden, Schwäche einzugestehen und noch schwerer, dies gegenüber anderen zu offenbaren.
Allerdings ist dieses Eingeständnis kein Zeichen von Schwäche, sondern von Fürsorge, Gewissenhaftigkeit und Professionalität, da wir ja bereits in ▸ Kap. 3 gelernt haben, dass psychologische Vorläufer fehlerbegünstigend sind und Löcher in unsere Käsescheiben reißen, also unsere Sicherheitsbarrieren schwächen.

Cave

Second Victim kannst du schon beim ersten Patientenkontakt werden, nicht erst nach Abschluss deiner Ausbildung! Patientensicherheit darf daher kein Privileg von Berufserfahrung sein, sondern muss ab dem ersten Tag gelebt werden.

Aber ist das nun das Wehklagen eines Einzelnen, der vielleicht nicht geeignet oder nicht hart genug für seinen Job war oder doch ein systemisches und flächendeckendes Problem? Die bisherige Evidenz spricht leider für Letzteres:
In einer systematischen Übersichtsarbeit im Jahr 2013 fanden Seys et al. heraus, dass zwischen 10 und 42 % der im Studium zur Häufigkeit des Second-Victim-Phänomens befragten Behandelnden selbst schon einmal Second Victim waren. Auch neuere Untersuchungen in Deutschland zeigen, dass selbst in der ärztlichen Weiterbildung und gleichsam auch in der Pflege bis zur Hälfte aller Befragten selbst schon einmal Second Victim waren (Strametz et al. 2020). Dabei führen nicht nur Fehler mit katastrophalem Ausgang zu einer solchen Traumatisierung, sondern auch in vielen Fällen sog. **Near Misses,** also **Beinahe-Schäden** (Waterman et al. 2007).
Wir wissen mittlerweile auch, dass **Second-Victim-Traumatisierungen** nicht nur durch eigene Fehler passieren, sondern auch bei unerwarteten klinischen Verläufen ganz ohne eigenes Verschulden auftreten können.

Aus der Praxis

Wie geht es unserer Mama?

Ein sehr bedrückendes Beispiel für eine unverschuldete Second-Victim-Traumatisierung erzählte mir ein befreundeter Rettungsassistent, der zu einem schweren Autounfall gerufen wurde und nach diesem Einsatz über ein Jahr psychotherapeutische Unterstützung benötigte. Die Fahrerin eines Pkw war durch eine seitliche Kollision mit einem anderen Fahrzeug eingeklemmt und verblutete innerhalb kurzer Zeit im Pkw. Nachdem der Kollege die Patientin in ihren letzten Lebensminuten begleitet hatte, tauchte zufällig der Ehemann mit den beiden gemeinsamen Kindern an der Unfallstelle auf und erkannte das Unfallfahrzeug am Nummernschild. Das jüngere der beiden Kinder fragte den Rettungsassistenten, wie es denn ihrer Mama gehen würde und ob sie wieder gesund werde. Diese Szene verfolgte den Rettungsassistenten über Monate.

7.1.1 Ablauf und Folgen für die Betroffenen

Wie läuft eine Second-Victim-Traumatisierung ab und welche Folgen hat sie für die Betroffenen?
Susan Scott et al. (2009) befragten dazu Second Victims und ermittelten sechs klassische Stadien, die ein Second Victim typischerweise durchläuft (▸ Tab. 7.1).

Tab. 7.1 Stadien einer Second-Victim-Traumatisierung (Strametz, Bayeff-Filloff 2019, Übersetzung nach Scott et al. 2009)

Stadium	Charakteristika	Fragen des Second Victims	Empfehlung für Organisationen
1 Chaos und Notfallmanagement	• Fehler wird entdeckt • Hilfe wird geholt • Patient wird stabilisiert • Aufgewühlt sein/Welle an Emotionen • Ggf. nicht fähig, die Schicht regulär zu beenden	• Wie ist das passiert? • Warum ist das passiert?	• Second Victim identifizieren • Arbeitsfähigkeit für den Rest der Schicht abklären, ggf. Second Victim aus der Versorgung abziehen • Support-Team informieren (falls vorhanden)
2 Aufdrängende Erinnerung	• Wiedererleben des Szenarios • Selbstisolation • Insuffizienzgefühle	• Was habe ich falsch gemacht? • Hätte das verhindert werden können?	• Unterstützung des Mitarbeiters • Achten auf psychische und physische Symptome

Tab. 7.1 Stadien einer Second-Victim-Traumatisierung (Strametz, Bayeff-Filloff 2019, Übersetzung nach Scott et al. 2009) *(Forts.)*

Stadium	Charakteristika	Fragen des Second Victims	Empfehlung für Organisationen
3 Herstellung persönlicher Integrität	Gerüchte und eigene Angst aushalten	• Was werden andere über mich denken? • Wird mir je wieder vertraut werden? • In welchen Schwierigkeiten stecke ich jetzt? • Warum kann ich mich nicht konzentrieren?	• Erstellen eines Überblicks für das Management • Einheitliche Antwort der Abteilung/des Teams sicherstellen • Debriefing des emotionalen Ereignisses, insbesondere um Gerüchten vorzubeugen
Die Stadien 1–3 können individuell und ggf. parallel durchlaufen werden.			
4 Inquisition überstehen	• Realisierung des Schweregrads • Aufarbeitung des Falls • Antworten auf zahlreiche Warum-Fragen finden • Interaktion mit Kollegen, Patient, Angehörigen aushalten	• Was ist zu dokumentieren? • Was passiert als Nächstes? • Mit wem kann ich reden? • Werde ich meinen Job/meine Zulassung verlieren? • In welchen Schwierigkeiten stecke ich jetzt?	• Identifizieren der am Fall Beteiligten • Befragung der Beteiligten • Entwicklung eines Verstehens des Ereignisses • Erarbeiten der Antworten auf die Frage, warum dies passiert ist
5 Emotionale Erste Hilfe	Hilfe suchen/erhalten	• Warum habe ich mich so verhalten? • Was mache ich falsch? • Brauche ich Hilfe? • Wohin kann ich mich wenden?	• Emotionale Hilfe bereitstellen • Sicherstellen, dass Patientensicherheitsbeauftragte/Risikomanager der Person bekannt und bei Bedarf verfügbar sind
6 Vorwärts gehen	Je nach Ausprägung der Traumatisierung und organisationaler Unterstützung wird einer der 3 Wege eingeschlagen:		
	Wachsen an der Situation: • Work-Life-Balance wird beibehalten • Arbeit wird nicht beeinträchtigt durch das Event • Unterstützung von Patientensicherheitsinitiativen	• Was kann ich aus dem Vorfall lernen? • Wie kann ich die Patientensicherheit bei uns verbessern?	• Weiterhin Unterstützung nach Bedarf anbieten • Unterstützung in der Aufarbeitung des Falls • Ermutigung, Vorschläge zur Verbesserung der Patientensicherheit abzugeben
	Überleben der Situation: • Funktionieren bei beeinträchtigter Lebensqualität • Bestehen von aufdrängenden Erinnerungen • Persistierende Abgeschlagenheit mit dem Versuch, aus dem Ereignis zu lernen	• Wie hätte ich das verhindern können? • Warum fühle ich mich immer noch so schlecht/schuldig?	• Weiterhin Unterstützung nach Bedarf anbieten • Im Dialog bleiben
	Verlassen des Arbeitsplatzes: • Wechsel der Abteilung oder der Tätigkeit • Gedanken an Ende der klinischen Tätigkeit • Gefühl der mangelnden Eignung für den Beruf	• Ist das der Beruf, den ich ausüben sollte? • Bin ich den Anforderungen dieser Tätigkeit gewachsen?	• Weiterhin Unterstützung nach Bedarf anbieten • Unterstützung bei der Suche nach alternativer Beschäftigung anbieten

Entscheidend bei einer Second-Victim-Traumatisierung ist es also, wie das Geschehene verarbeitet wird, damit – wenn sowohl wir als auch unsere Patienten diesen Preis bezahlen müssen – wir wenigstens aus dieser Situation lernen und wachsen können. Auch wenn aus unserer klassischen Sicht der Ruf nach Bestrafung und Vergeltung laut wird, so bringt es nichts, wenn eine Person, der ein schwerer Fehler unterläuft, sofort ihren Beruf aufgibt. Durch ihr erworbenes Wissen wäre sie nämlich in der Lage, zukünftig noch sicherer und besser in der Patientenversorgung viel Gutes zu bewirken. Das macht den entstandenen Schaden nicht wieder gut, tröstet aber und hilft zukünftigen Patienten.

Viele Second Victims wachsen an der Situation und in vielen Fällen dauert dies zum Glück auch nur kurze Zeit. Was aber, wenn diese Traumatisierung anhält oder eben nicht gut verarbeitet wird?

Wir wissen, dass bis zu ⅔ aller Second Victims psychische Narben davontragen und die Ereignisse dysfunktional verarbeiten. Zu den **Symptomen einer Second-Victim-Traumatisierung** können u. a. zählen:

- Verlust des Glaubens an die eigenen Fähigkeiten
- Angst vor künftigen Fehlern
- Isolation und sozialer Rückzug
- Scham und Schulgefühle
- Schlafstörungen und Unkonzentriertheit
- Wiedererleben („Flashbacks") in ähnlichen Situationen oder spontan
- Substanzgebrauch, z. B. Alkohol-, Drogenabusus
- Depressionen
- Posttraumatische Belastungsstörungen (PTBS)

Leider gibt es auch zahlreiche Fälle, die nicht nur zur Berufsaufgabe führten, sondern sogar im Suizid des Second Victims endeten.

Aus der Praxis

Kim Hiatt

Kim Hiatt war Krankenschwester im Seattle Children's Hospital und blickte auf eine tadellose 27-jährige Berufslaufbahn und eine hohe Reputation zurück, als ihr im September 2010 folgender Fehler unterlief:

Bei der Behandlung eines intensivpflichtigen, achtmonatigen Säuglings mit angeborenem Herzfehler verabreichte sie diesem aufgrund eines Rechenfehlers (mutmaßlich bedingt durch eine Ablenkung) statt 140 mg Kalzium 1,4 g dieser Substanz, also die zehnfache Dosis. Sie meldete den Fehler noch am selben Tag gewissenhaft in das elektronische Meldesystem, bedauerte den Vorfall außerordentlich und versprach, künftig noch vorsichtiger zu sein. Das Kind starb jedoch fünf Tage nach diesem Fehler. Ob die Überdosierung mit Kalzium in diesem kritischen Gesundheitszustand ursächlich für den Tod des Patienten war, bleibt fraglich. Kim Hiatt wurde jedoch nach einer Freistellung gekündigt. Zudem verhängten die zuständigen Aufsichtsbehörden eine Geldstrafe, verbunden mit einer vierjährigen Auflage, bei künftigen pflegerischen Tätigkeiten jedwede Medikamentengabe nur noch unter Supervision durchzuführen. Dies verhinderte trotz Kim Hiatts Bemühungen um ein neues Beschäftigungsverhältnis ihre weitere Berufstätigkeit. Die Belastung durch ihren Fehler, verbunden mit der darauffolgenden Bestrafung und die wiederum dadurch verstärkte Isolation führten letztlich dazu, dass sich Kim Hiatt sieben Monate nach ihrem Fehler das Leben nahm (Strametz, Bayeff-Filloff 2019, Übersetzung nach Grissinger 2014 und Saavedra 2015).

Praxistipp

Hilfe für Second Victims

Wenn du selbst eine Second-Victim-Traumatisierung erlebt hast, nimm bitte Hilfe in Anspruch! Hierfür gibt es z. B. das Psychotherapeutenverfahren der Deutschen Gesetzlichen Unfallversicherung (DGUV). Zunehmend werden auch Unterstützungsangebote in den Gesundheitseinrichtungen vor Ort aufgebaut. In akuten Krisensituationen können Kriseninterventionsteams helfen.

Neben der eigenen Gefährdung ist eine Second-Victim-Traumatisierung immer auch schlecht für die Patientensicherheit, da auch künftige Behandelte geschädigt werden können: Es kann durch die Traumatisierung zu Ablenkung kommen, insbesondere wenn dir das Erlebte nicht aus dem Kopf geht, einige Second Victims legen sogar ein bewusst aggressives Verhalten an den Tag oder werden zynisch. Viele Second Victims haben aber v. a. Angst vor zukünftigen Fehlern und versuchen sich durch sog. **defensive Medizin** abzusichern. Dieses übertriebene Absicherungsbedürfnis mündet jedoch häufig in unnötiger und risikobehafteter Überdiagnostik und Entscheidungsschwäche. Dies kann dazu führen, dass in kritischen Situationen möglicherweise viele Patienten geschädigt werden, aufgrund dieser einen zurückliegenden Situation, die eigentlich die Traumatisierung ausgelöst hat.

Letztlich leidet auch die Sicherheitskultur, v. a. dann, wenn nicht gerecht mit Fehlern umgegangen wird (▸ Kap. 9.3; Strametz et al. 2020).

Merke

- Wenn du Angst vor Fehlern hast, machst du automatisch mehr Fehler.
- Angst und (gesunde) Vorsicht sind nicht dasselbe!

7.1.2 Mit den Folgen umgehen lernen

Was können wir gegen Folgen einer Second-Victim-Traumatisierung tun?
Zuallererst müssen wir uns und auch unseren Kollegen, die Checklisten und Sicherheitsbarrieren vielleicht nervig finden, eines vor Augen führen: Sicherheitsbarrieren stellen nicht unsere Kompetenz infrage, sondern helfen uns dabei, anderen zu helfen. Anstelle juristische Drohkulissen von möglichen Haftungsfolgen aufzubauen, genügt uns hier ein viel einfacheres Bild.

Merke

Wenn dir ein schwerwiegender Fehler unterläuft, dann wird das vielleicht juristisch aufgearbeitet, was über Jahre sehr belastend für dich sein kann. Aber einen Richter wirst du in deinem Leben nicht mehr los: Die Person, die du jeden Morgen im Badezimmerspiegel siehst!

Am besten ist es also, durch sichere Patientenversorgung gar nicht erst zum Second Victim zu werden. Unter den aktuellen Rahmenbedingungen gehen Experten allerdings davon aus, dass früher oder später alle Behandelnden einmal eine solche Erfahrung machen werden (von Laue et al. 2012). Wichtig ist dann, richtig mit einer solchen Erfahrung umzugehen. Aus evidenzbasierten Hilfsprogrammen in den USA wissen wir, dass bei Second-Victim-Traumatisierung psychologische Erste Hilfe ebenso wichtig ist, wie bei einem somatischen Trauma die klassische Erste Hilfe (Edrees et al. 2016). Hierzu zählen je nach Bedarf folgende Maßnahmen (Schwappach, Boluarte 2009; Strametz et al. 2020):

- Kurze Auszeit von der klinischen Tätigkeit anbieten bzw. sicherstellen, auch bei Personalknappheit (ein dauerhafter Ausfall wäre die schlechtere Lösung)
- Aktives kollegiales Gesprächsangebot, nicht nur bei vermuteten Fehlern, sondern in regelmäßigen Abständen
- Routinehafte kurze, aber effektive Debriefings belastender Situationen/Schichten
- Einfühlsame, aber eindeutige und klare Sprache
- Grundsätzliche Bestätigung der fachlichen Kompetenz und Bestärkung des Selbstwertgefühls des Mitarbeiters
- Emotionen und Ängste zulassen
- Fachliche Unterstützung und Rückversicherung im klinischen Arbeiten anbieten
- Bei Fehlern in der Behandlung Beteiligten eine Rolle bei der Fehleranalyse geben; über Ergebnisse informieren
- Aufmerksame Beobachtung, um Isolierung und Rückzug frühzeitig zu erkennen
- Vermeiden und Ächtung von Lästereien, Mobbing, Schuldzuweisungen und Herabwürdigungen der Beteiligten (um Hilfe zu bitten ist kein Zeichen von Schwäche, sondern menschlich und verantwortungsbewusst gegenüber seinen Patienten)

In Einrichtungen mit systematischen Hilfsprogrammen etabliert sich zunehmend das sog. **3-Stufen-Modell** nach Scott et al. (2009; ▸ Abb. 7.1). Hierbei können ca. 60 % der Betroffenen durch psychosoziale Unterstützung aus dem eigenen Kollegenkreis bereits ausreichend Hilfe erhalten, weitere 30 % benötigen professionelle Hilfe durch ausgebildete Peers oder das klinische Risikomanagement und nur 10 % benötigen eine professionelle und möglicherweise längere Krisenintervention.

Merke

Patientensicherheit ist immer auch Mitarbeitersicherheit und umgekehrt. Ein insuffizientes System oder eine schlechte Führung können niemals Entschuldigung dafür sein, bewusst unsicher zu arbeiten!

Eine weitere Schutzfunktion gegen Second-Victim-Traumatisierungen bieten unsere eigenen Widerstandsressourcen, die wir ausbauen und trainieren können. Hierdurch können wir in gewissem Maße lernen, auch persönlich schwierige Situationen besser zu meistern. Wir sprechen in diesem Zusammenhang auch von **Resilienz.** Dieser Begriff geht auf die Arbeiten von Aaron Antonowsky zurück, der drei wesentliche Faktoren identifiziert

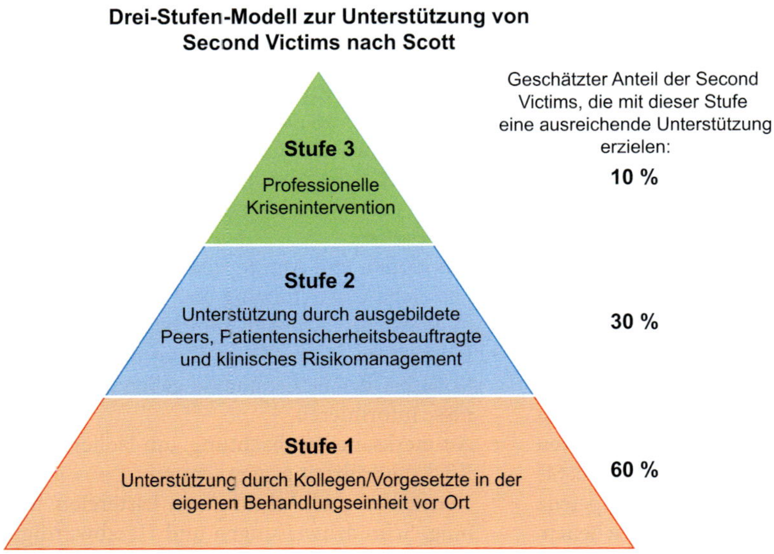

Abb. 7.1 3-Stufen-Modell nach Scott et al. (2009) [L143]

hat, die zusammen das sog. Kohärenzgefühl bilden: die Sinnhaftigkeit, die Verstehbarkeit und die Handhabbarkeit. Bezogen auf die Second-Victim-Problematik könnte dies wie in ▸ Abb. 7.2 aussehen.

Diese drei Faktoren können v. a. durch einen wertschätzenden Umgang mit der Person gestärkt werden, der ein Fehler unterlaufen ist, und der systematischen Aufarbeitung des Ereignisses, um dieses verstehen und daraus lernen zu können (▸ Tab. 7.2).

Ein entscheidender Faktor ist somit die systematische und tief greifende Aufarbeitung der Geschehnisse, wie sie das **klinische Risikomanagement** gewährleisten kann, das wir deswegen in ▸ Kap. 8 noch ausführlich besprechen.

Genau das ist im Übrigen auch der Wunsch vieler Second Victims, die sich immer wieder fragen, wie ihnen dieser Fehler passieren konnte und die systemischen Komponenten allein nicht erkennen. Durch die Fallanalyse können wir es vielen Second Victims ermöglichen, mit dem Fall auch ab-

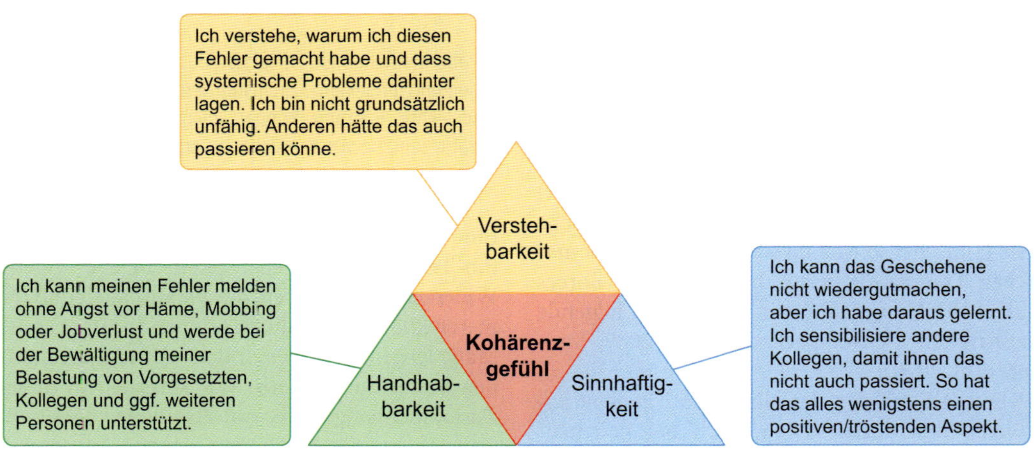

Abb. 7.2 Kohärenzgefühl bei Second-Victim-Problematik (Strametz, Bayeff-Filloff 2019) [G1032] [L143]

Tab. 7.2 Unterstützung der Resilienz gegenüber Second-Victim-Traumatisierung

Aspekt des Kohärenzgefühls	Mögliche organisationale Unterstützung	Organisationale Maßnahmen zur Erreichung dieses Ziels
Verstehbarkeit	Garantierte systematische Nachbearbeitung des Ereignisses mit objektiver vollständiger Klärung des Sachverhalts	• Qualifikation klinischer Risikomanager zur Moderation einer Fallanalyse inkl. entsprechender Bereitstellung von Ressourcen • Regelungen zur Initiierung einer Fallanalyse bei jeder Second-Victim-Problematik in der Risikomanagementstrategie
Handhabbarkeit	• Möglichkeit geben, zur Ruhe zu kommen • Meldung des Falls und der Beschwerden in angstfreier Atmosphäre ermöglichen • Unterstützung bei der Bewältigung der persönlichen Situation nach Bedarf	• Unterbrechung klinischer Tätigkeit anbieten • Etablierung einer Just Culture zur Vermeidung von Lästereien, Mobbing oder Ausgrenzung • Sensibilisierung des Personals bzgl. des raschen Erkennens einer möglichen Second-Victim-Problematik • Etablierung entsprechender Strukturen zur vertraulichen Betreuung eines Second Victims durch Experten, sofern erforderlich
Sinnhaftigkeit	• Erkennen der aus dem Fehler gewonnenen Erkenntnisse • Sichtbarkeit der daraus systemisch abgeleiteten Maßnahmen	• Einbeziehung in die Fallanalyse • Feedback zur Verhinderung künftiger Zwischenfälle • Feedback zu abgeleiteten neuen Präventionsmaßnahmen • Etablierung einer Sicherheitskultur, die sich konstruktiv und explizit mit Fehlern beschäftigt, um daraus zu lernen

zuschließen. Es ist also falsch zu glauben, das Totschweigen eines Zwischenfalles helfe den Second Victims.

Merke

Bei der Aufarbeitung von Zwischenfällen ist Reden Gold – für alle Betroffenen!

Falls du jetzt denken solltest, dass Second Victims trotzdem Verantwortung für ihr Handeln übernehmen sollten, liegst du natürlich richtig. Wie wir angemessen mit Fehlern umgehen sollten und eines Tages auch hoffentlich überall werden, zeigen wir noch in ▸ Kap. 9.3.

LITERATUR

Edrees H, Connors C, Paine L et al.: Implementing the RISE second victim support programme at the Johns Hopkins Hospital: A case study. BMJ open. 2016; 6: e011708. doi:10.1136/bmjopen-2016–011708

Grissinger M: Too many abandon the "second victims" of medical errors. P & T: a peer-reviewed journal for formulary management. 2014; 39: 591–592

Saavedra SM: Remembering Kimberly Hiatt: A Casualty of Second Victim Syndrome. 2015. https://nurseslabs.com/remembering-kimberly-hiatt-casualty-second-victim-syndrome

Schwappach DL, Boluarte TA: The emotional impact of medical error involvement on physicians: A call for leadership and organisational accountability. Swiss medical weekly. 2009; 139: 9–15

Scott SD, Hirschinger LE, Cox KR et al.: The natural history of recovery for the healthcare provider "second victim" after adverse patient events. Quality & safety in health care. 2009; 18: 325–330. doi:10.1136/qshc.2009.032870

Seys D, Wu AW, van Gerven E et al.: Health care professionals as second victims after adverse events: A systematic review. Evaluation & the health professions. 2013; 36: 135–162. doi:10.1177/0163278712458918

Strametz R, Bayeff-Filloff M (Hrsg.): Risikomanagement in der Notaufnahme. 1. A. 2019

Strametz R, Raspe M, Ettl B et al.: Handlungsempfehlung: Stärkung der Resilienz von Behandelnden und Umgang mit Second Victims im Rahmen der COVID-19-Pandemie zur Sicherung der Leistungsfähigkeit des Gesundheitswesens. Zentralblatt fur Arbeitsmedizin, Arbeitsschutz und Ergonomie. 2020; 1–5: doi:10.1007/s40664-020-00405-7

von Laue N, Schwappach D, Hochreutener M: „Second Victim" – Umgang mit der Krise nach dem Fehler. Therapeutische Umschau. Revue therapeutique: 2012; 69: 367–370. doi:10.1024/0040–5930/a000300

Waterman AD, Garbutt J, Hazel E et al.: The emotional impact of medical errors on practicing physicians in the United States and Canada. Joint Commission journal on quality and patient safety. 2007; 33: 467–476. doi:10.1016/s1553-7250(07)33050-x

Wu AW: Medical error: The second victim. BMJ. 2000; 320: 726–727. doi:10.1136/bmj.320.7237.726

7.2 Überzeuge Freunde und Gegner – Überlass den Fehler auch nicht anderen!

Aus der Praxis

Das war zu viel des Guten ...

Auf einem medizinischen Fachkongress durfte ich vor einigen Jahren zu einer Randzeit vor einem deswegen auch spärlich besetzten Auditorium einen Vortrag zum Thema Patientensicherheit halten. Um in meiner Begrüßung gleich auf das Thema Situationsbewusstsein einzugehen, stellte ich mich in meiner Funktion als Anästhesist etwas provokativ als „Risikoproduzent" vor, der jeden Arbeitstag Menschen bewusst in potenziell wiederbelebungspflichtige Zustände (Bewusstlosigkeit und Lähmung der Atemmuskulatur zur Intubation) bringt. Das war für einen der Vorsitzenden des Workshops zu viel und er unterbrach mich mitten in meiner Begrüßung mit den Worten: *„Ich weiß ja nicht, was Sie so den ganzen Tag machen, ich produziere Sicherheit!"*

In der Rückschau bewerteten wir beide offenbar dieselbe Situation vollkommen gegensätzlich, da wir wahrscheinlich ein anderes Situationsbewusstsein für derartige Situationen hatten. Aber mehr dazu in ► Kap. 9.1.

Dieses Beispiel zeigt eindrücklich, dass wir an einigen Stellen auch unerwartet mit Widerständen rechnen müssen. Häufige Widerstände gegenüber Patientensicherheitsmaßnahmen sind insbesondere:

- Wir haben das schon immer so gemacht: Primum nil nocere, Herr Kollege!
- Wir haben keine Ressourcen, keine Mittel, keine Zeit!
- Das ist nur unnötige Bürokratie, von der Wiege bis zur Bahre, Formulare, Formulare!
- Das ist eine Modeerscheinung und Geldmaschine für Berater und Zertifizierer!

Oder, immer wieder gerne genommen, die **drei Säulen des Stillstands:**

1. Das haben wir schon immer so gemacht!
2. Das hat sich bewährt!
3. Da könnt' ja jeder kommen!

Wie wir in diesem Buch dargestellt haben, helfen 2000 Jahre alte Absichtserklärungen allein in unserem hochkomplexen System nicht mehr aus. Bezüglich der Ressourcen lautet mein Lieblingsspruch: *„Wir haben keine Zeit den Zaun zu reparieren, denn wir müssen jeden Tag die Hühner fangen!"*

Aber über Patientensicherheit als medizinisch und ökonomisch sinnvolle Investition sprechen wir noch genauer in ► Kap. 8. Dass dabei auf unnötige Formulare verzichtet werden sollte und die beste Checkliste so wenige Items wie möglich enthält, versteht sich allerdings auch von selbst.

Merke

Nur weil jedes Instrument auch schlecht angewandt werden kann, bedeutet dies noch nicht, dass das Instrument selbst schlecht ist.

Wir hoffen, dass dieses Buch mit vielen Positiv- und Negativbeispielen auch dazu beitragen kann, offene Widerstände sach- und lösungsorientiert abzubauen.

Grundsätzlich sollten wir für **offene Widerstände** gegen Patientensicherheit und das noch zu besprechende klinische Risikomanagement trotzdem dankbar sein, da wir so ins gemeinsame Gespräch kommen und die auf den ersten Blick vorhandenen Widerstände abbauen können. Viel problematischer sind die **verborgenen Widerstände,** da wir sie bestenfalls vermuten können.

Die beiden **häufigsten verborgenen Widerstände** sind Konflikte zwischen kurzfristigen und langfristigen Zielen und die Angst, durch einen offenen Umgang mit Fehlern auch eigene Schwächen einzugestehen. Die Zielkonflikte entstehen v. a. dadurch, dass Patientensicherheitsmaßnahmen selten kurzfristige Erfolge erzielen: Einerseits sind die Einführungsphasen häufig sehr lange, anderseits ist der Marketingeffekt dieser Maßnahmen häufig sehr gering, da die Einführung einer Sicherheitsmaßnahme oft die Frage aufwirft, warum das nicht schon früher gemacht worden ist. Wenn ich als Führungskraft also für meine Karriereplanung möglichst viele, gut „vermarktbare" Erfolge benötige, dann ist die Investition in Patientensicherheitsmaßnahmen in vielen Fällen wenig attraktiv.

Außerdem kommt es häufig zu verdeckten, aber vermeidbaren Widerständen, wenn die Einführung einer gut gemeinten Maßnahme nicht gut gelingt. Warum das so ist und was wir dagegen tun können, besprechen wir im folgenden Kapitel.

7.3 Individuelle Probleme brauchen individuelle Lösungen

Die bisherigen Kapitel haben eindrucksvoll gezeigt, an wie vielen Stellen im medizinischen Behandlungsprozess Gefahren lauern. Sie ermutigen aber auch dazu, diese Gefahren durch Sicherheitsbarrieren zu minimieren. Allerdings müssen diese Sicherheitsbarrieren immer den jeweiligen Rahmenbedingungen und Bedürfnissen angepasst werden. Die bisherige Einführung von Patientensicherheitsmaßnahmen hat in vielen Einrichtungen bislang nicht den gewünschten Erfolg gebracht. Neben einer grundsätzlich fehlenden Sicherheitskultur, die wir in ► Kap. 9.1 noch ansprechen, sind viele Maßnahmen undifferenziert eingeführt worden und haben somit auch unnötigen Widerstand produziert. Wie in ► Kap. 7.2 gezeigt, braucht es neben einer guten Maßnahme auch die Überzeugung aller Beteiligten. Ein sinnvolles Projektmanagement und eine gute Implementierungsstrategie für neue Maßnahmen sind insbesondere dort wichtig, wo neue Maßnahmen deutlich von gewohnten Routinen abweichen oder „Altbewährtes" infrage stellen.

Wie aber kann die Einführung einer neuen Sicherheitsbarriere gelingen?

Da hilft ein Blick in die Implementierungswissenschaft, das sog. PARIHS-Framework (Kitson et al. 1998, Stetler et al. 2011). Dieses Akronym steht für **P**romoting **A**ction on **R**esearch Implementation **i**n **H**ealthcare **S**ervices und setzt den drei Säulen des Stillstands die **drei Säulen erfolgreicher Implementierung** entgegen:

- **Säule 1: Evidenz**

  „In god we trust, all others must bring data."
  (W. Edwards Deming)

  Auch wenn wir uns immer wieder einreden können, es gäbe kein Problem mit Patientensicherheit, so wird die Faktenlage bezüglich vermeidbarer unerwünschter Ereignisse immer eindeutiger. Glücklicherweise werden die Studien zur erfolgreichen Umsetzung von Sicherheitsmaßnahmen auch immer zahlreicher.

  Daher haben auch wir uns bemüht, in den vorherigen Kapiteln immer wieder auf die positiven Effekte von Patientensicherheitsmaßnahmen hinzuweisen und zahlreiche Literaturstellen anzufügen. Ähnlich wie bei der Einführung neuer therapeutischer oder diagnostischer Verfahren müssen sich natürlich auch alle gut gemeinten Initiativen zur Patientensicherheit fragen lassen, ob dadurch patientenrelevante Endpunkte positiv beeinflusst werden können.
- **Säule 2: Kontextualisierung**

  „Der Wurm muss dem Fisch schmecken, nicht dem Angler." (Helmut Thoma)

  Patientensicherheitsmaßnahmen werden i. d. R. von Qualitäts- oder Risikomanagementbeauftragten konzipiert, nicht von den in der Patientenversorgung Tätigen. Das führt unbewusst leicht zur Versuchung, die Realität an den abgebildeten Prozess anpassen zu wollen. Viel besser wäre es jedoch, die Betroffenen zu Beteiligten zu machen und in die Gestaltung der Abläufe einzubeziehen. Es gilt dabei: one size fits one, also die individuelle Kultur oder, modern ausgedrückt, den „Style" einer Organisation mit abzubilden. Das führt automatisch zu einer höheren Identifikation und damit einer höheren Akzeptanz der Maßnahme.
- **Säule 3: Facilitation (Erleichterung)**

  „Schon wieder was Neues, ich krieg die Krise!"

  Der Mensch ist ein Gewohnheitstier, das haben wir in ► Kap. 5 schon gezeigt. Unser System 1 bringt uns in vielen Situationen verlässlich durch unser Leben und jede Änderung der Gewohnheiten verursacht bei uns in gewisser Weise Stress. Daher ist es bei Veränderungsprozessen umso wichtiger mitzudenken, wie wir die Veränderung den Betroffenen so leicht wie möglich machen können, also z. B. durch Andocken an gewohnte Routinen.

LITERATUR

Kitson A, Harvey G, McCormack B: Enabling the implementation of evidence based practice: A conceptual framework. Quality in health care: QHC. 1998; 7: 149–158. doi:10.1136/qshc.7.3.149

Stetler CB, Damschroder LJ, Helfrich CD, Hagedorn HJ: A Guide for applying a revised version of the PARIHS framework for implementation. Implementation science: IS. 2011; 6: 99. doi:10.1186/1748-5908-6-99

Reinhard Strametz

08 Wie sich das System verändert – Der lange Weg zur Sicherheitskultur?

„Patient safety is a journey not a destination.“ *(Jeffrey Braithwaite, austral. Patientensicherheitsforscher)*

Wenn wir heute über Patientensicherheit sprechen, dann wird der Medizin immer wieder das Sicherheitsniveau der zivilen Luftfahrt vor Augen gehalten.
Luftfahrt vs. Intensivstation. Im Trainingshandbuch für Piloten einer großen deutschen Luftfahrtgesellschaft wird sogar vorgerechnet, wie viele Tote am Boden und in der Luft diese Gesellschaft „erwirtschaften“ würde, wenn sie das derzeit akzeptierte Sicherheitsniveau der Intensivmedizin als Sicherheitsstandard gelten lassen würde.
Dieses Statement ist aus zwei Gründen provokativ: Erstens sollten wir die Medizin nicht mit der zivilen Luftfahrt vergleichen, da ein Patient mit kardiogenem Schock in der Notaufnahme eher mit einem Flugzeug zu beschreiben ist, das unter Beschuss mit brennendem Triebwerk versucht, sicher zu landen. Eine Situation, die also eher mit der militärischen Luftfahrt vergleichbar ist, in der auch niemals das Sicherheitsniveau der zivilen Luftfahrt erreicht werden kann. Zweitens ist dieses Statement provokativ, weil das Sicherheitsniveau dieser Branche noch vor wenigen Jahrzehnten keinesfalls so hoch war wie heute und viele Errungenschaften der zivilen Luftfahrt auf katastrophalen Ereignissen beruhen, wie dem größten Flugzeugunglück in der Geschichte der zivilen Luftfahrt.

Aus der Praxis

Die tödliche Kombination von Nebel, fehlendem Bodenradar und Kommunikationsproblemen

Am 27. März 1977 kollidierte auf dem Flughafen Los Rodeos auf Teneriffa eine Boeing 747 der KLM mit einer anderen Boeing 747 von PanAm beim Versuch, vom Flughafen zu starten. Das Flugzeug der KLM startete ohne Startfreigabe und kollidierte beim Start mit der anderen Maschine, die sich noch auf dem Rollfeld befand. Neben ungünstigen Rahmenbedingungen wie dichtem Nebel und einem fehlenden Bodenradar war insbesondere die Kommunikation der Bordbesatzungen untereinander massiv gestört. Bei dem Unfall kamen 583 Menschen in beiden beteiligten Flugzeugen ums Leben. Der Unfall war Auslöser zahlreicher technischer Verbesserungsmaßnahmen wie der internationalen Einführung von Bodenradar und kommunikativer Maßnahmen wie der Einführung des Crew Ressource Management (CRM).

Trotz der dramatischen Geschehnisse sind die Entwicklungen der zivilen Luftfahrt also für die Medizin ermutigend und in gewisser Weise Vorbild. Denn intensive Bemühungen, aus Fehlern zu lernen, sowohl durch technische Verbesserungen als auch durch konsequentes Arbeiten an den in ► Kap. 3.2 dargestellten Humanfaktoren, konnten die ehemals immensen Risiken auf ein absolutes Minimum reduziert werden.

Merke

Die meisten Sicherheitsregeln werden mit Blut geschrieben!
Das Mindeste, was wir Geschädigten und Hinterbliebenen schulden, ist, aus den Fehlern zu lernen, um es künftig besser zu machen.

Vom Himmelfahrtskommando zur Hochzuverlässigkeitsindustrie – so lassen sich die „ersten Gehversuche“ der Luftfahrtindustrie wohl treffend beschreiben. Die Luftfahrt war zu Beginn des letzten Jahrhunderts ein extrem riskantes Unterfangen. So starben von den zwischen 1918 und 1927 eingesetzten 230 Postfliegern insgesamt 32 Piloten bei Flugunfällen, davon sechs allein in ihrer ersten Arbeitswoche (Cohen 2018). Während die mittlere Restlebenserwartung dieser Piloten somit nur ein paar Jahre betrug, wird die Wahrscheinlichkeit des Absturzes eines zivilen Verkehrsflugzeugs heute mit ca. 1 zu 30 Millionen angegeben.
Diese Erfolge, die sich teilweise auch in der Medizin schon eingestellt haben, wie in ► Kap. 6.4 am Beispiel der Bluttransfusionen gezeigt, sind nicht das Ergebnis von Zufällen, sondern von

einem systematischen, fokussierten und lösungsorientierten Umgang mit den Risiken, die bei der jeweiligen Tätigkeit entstehen, dem sog. **Risikomanagement.**

8.1 Risikomanagement

Keine medizinische Maßnahme ist frei von Risiken, das hatten wir in ► Kap. 1 schon einmal aufgegriffen. Ähnlich wie das Fliegen eines Flugzeugs, der Betrieb einer chemischen Anlage oder das Fahren eines Pkw werden bestimmte Tätigkeiten immer mit Risiken verbunden sein. Während einige Risiken tatsächlich vermeidbar sind, werden die meisten Risiken aber immer vorhanden bleiben. Sie können aber durch Sicherheitsmaßnahmen deutlich reduziert werden.

Aus der Praxis

Risikoreduktion im Straßenverkehr

Ein sehr gutes Beispiel für die Wirksamkeit systematischer Sicherheitsbarrieren ist der Straßenverkehr. Während im Jahr 1972 auf den Straßen in Westdeutschland ein trauriger Rekord von 20.895 Verkehrstoten zu verzeichnen war, ist diese Zahl im Jahr 2019 trotz Berücksichtigung von fünf zusätzlichen Bundesländern durch die Wiedervereinigung und einer annähernden Verdreifachung zugelassener motorisierter Fahrzeuge von etwa 20 Millionen auf ca. 57 Millionen Fahrzeuge auf die Zahl von 3046 Verkehrstoten gesunken (DESTATIS 2020). Maßnahmen wie die Anschnallpflicht, die Fahrzeugausstattung mit ABS, Airbags, Bremsassistenten und anderer Sicherheitstechnik, bauliche Maßnahmen, Geschwindigkeitsbeschränkungen in Gefahrenbereichen sowie eine Verbesserung der Fahrschulausbildung haben in Summe zu diesem Erfolg geführt.

Risikomanagement beschreibt „koordinierte Tätigkeiten zum Leiten und Lenken einer Organisation in Bezug auf das Risiko“ (ISO Guide 73:2009). Es ist damit ganz unabhängig von der Medizin eine für jede Organisation elementare Führungsaufgabe.

Aus der Praxis

Risikomanagement auf hoher See

So ist es z. B. nicht die allererste Priorität für den Kapitän eines Schiffs, pünktlich beim Kapitänsdinner anwesend zu sein, sondern für die Sicherheit des Schiffs, der Besatzung und der Passagiere zu sorgen und zu gewährleisten, dass sein Schiff auch niemand anderen schädigt. Risikomanagement umfasst also primär die Maßnahmen, die dafür sorgen, dass die eigene Organisation als solche überlebt und keinen vermeidbaren Schaden anrichtet. In unserem Bild also würde dies bedeuten, dass das Schiff, für das der Kapitän die Führungsverantwortung trägt, nicht untergeht, weder Passagiere noch die Bordbesatzung zu Schaden kommen und auch kein anderes Schiff beschädigt oder gar versenkt wird.

Ebenso ist es in einer Gesundheitsorganisation, ganz unabhängig davon, ob es sich um ein Universitätsklinikum, eine Arztpraxis, einen Rettungsdienst oder eine Apotheke handelt, **oberste Führungsaufgabe,** dafür Sorge zu tragen, dass die Organisation als solche überlebt und niemand in der Organisation selbst Schaden nimmt oder weitere Personen durch die Organisation geschädigt werden. Dabei ist es Führungsaufgabe, die Abläufe so zu gestalten und deren Einhaltung auch zu überwachen, dass eine **sichere Patientenbehandlung** gewährleistet wird und sowohl der fachliche Stand des Wissens als auch die Einhaltung gesetzlicher und untergesetzlicher Normen und Regeln erfolgt. Die Ursachen für Risiken und die Methoden zum Umgang damit sind in den verschiedenen Branchen durchaus unterschiedlich. Daher sprechen wir für das Gesundheitswesen vom sogenannten Klinischen Risikomanagement.

8.1.1 Klinisches Risikomanagement

„Klinisches Risikomanagement in Krankenhäusern [...] umfasst die Gesamtheit der Strategien, Strukturen, Prozesse, Methoden, Instrumente und Aktivitäten in Prävention, Diagnostik, Therapie und Pflege, die die Mitarbeitenden aller Ebenen, Funktionen und Berufsgruppen unterstützen, Risiken bei der Patientenversorgung zu erkennen, zu analysieren, zu beurteilen und zu bewältigen, um damit die Sicherheit der Patienten, der an deren Versorgung Beteiligten und der Organisation zu erhöhen.“

(APS, 2016)

Der Begriff „klinisch“ ist dabei international abgestimmt und schließt gemäß der Europäischen Norm EN 15224:2016 auch alle Bereiche der Gesundheitsversorgung außerhalb der Klinik mit ein (EN 15224:2016). Dennoch hat sich z. B. für den Rettungsdienst auch der Begriff präklinisches Risikomanagement etabliert, wobei die folgenden Definitionen und Methoden für alle Sektoren und Disziplinen der Gesundheitsversorgung anwendbar sind.

8.1.2 Definition Risiko

Aber was ist eigentlich ein Risiko? Als Risiken bezeichnen wir die „Auswirkung von Unsicherheit auf Ziele, Tätigkeiten“ und Anforderungen (ÖNORM 4900). Streng genommen können Risiken positiv oder negativ sein. Positive Risiken bezeichnen wir allerdings allgemein als Chancen und wollen sie hier nicht weiterverfolgen. Die Ausprägung eines Risikos hinsichtlich seiner Häufigkeit und des erwarteten Schadensausmaßes muss wie alle zukünftigen Ereignisse geschätzt werden. Dabei sind Risiken sowohl Folgen von akuten Ereignissen (z. B. Seitenverwechslung im OP) als auch von sich vollziehenden Entwicklungen (z. B. Fachkräftemangel) über eine gewisse Zeit hinweg.

Merke

Dass am 24. Dezember Heiligabend ist, stellt kein Risiko dar, denn das ist gewiss. Am 23. Dezember noch nicht alle Geschenke gekauft zu haben, stellt dagegen ein Risiko dar. Ob dieses Risiko aber zum Schaden wird und wie groß dieser Schaden werden wird, ist am 23. Dezember noch nicht sicher vorhersagbar. Auch ein eingetretener Schaden ist kein Risiko mehr, da es keine Ungewissheit mehr gibt bezüglich der Eintrittshäufigkeit oder des Ausmaßes. Trotzdem können Schadenfälle natürlich analysiert werden.

8.1.2.1 Unterscheidung Risiko und Schaden

Wie in ▸ Kap. 6.1 dargestellt, kann es zur sog. Wrong Site Surgery kommen. Das zugrunde liegende Risiko kann eine Patientenverwechslung sein. Dies ist an sich noch kein Schaden, da eine Patientenverwechslung ggf. auch folgenlos bleiben kann, wenn z. B. bei beiden Patienten die gleiche OP durchgeführt werden soll. Kommt es allerdings zu einer falschen Operation, dann wird aus dem Risiko Patientenverwechslung auch ein Schaden, nämlich Wrong Site Surgery. Auch kann eine Patientenverwechslung im Verlauf einer Behandlung gerade noch rechtzeitig entdeckt werden, beispielsweise durch den Einsatz einer perioperativen Checkliste. Deswegen besteht zwar ein Risiko, aber es hat sich in diesem Fall (glücklicherweise) nicht zu einem Schaden verwirklicht.

Merke

Durch die Verwendung des Begriffs Risiko können wir auch Situationen analysieren, die noch nicht zum Schaden geführt haben. Es heißt zwar, dass wir aus Schaden klug werden, aber die wirkliche Intelligenz im Risikomanagement liegt in der Antizipation von Risiken, die präventiv minimiert werden und im Idealfall dann gar nicht in unserer Organisation eintreten.

Für Risiken, die sich noch nicht verwirklicht haben und für Schäden braucht es verschiedene Methoden, die sich für Patientensicherheitsrisiken in **präventive und reaktive Methoden** unterteilen lassen. **Präventive Methoden** können angewandt werden, bevor ein Ereignis eingetreten ist. Sie könnten sogar angewandt werden, bevor ich eine Tätigkeit das erste Mal ausführe. **Reaktive Methoden** sind dagegen erst anwendbar, wenn etwas passiert ist.

Weiterhin müssen wir Risikomanagementmethoden noch unterteilen in sogenannte top-down und bottom-up-Methoden:

- **Top-down-Methoden** betrachten Risiken aus der Vogelperspektive, z. B. um einen Überblick über die Gesamtlage der Risiken einer Gesundheitseinrichtung zu erhalten (z. B.: Was sind unsere zehn größten Risiken für die Patientensicherheit?). Diese Methoden sind bestimmt für Führungskräfte und abstrahieren ein Risiko, ohne alle Details aufzulisten. Im Bereich der reaktiven Methoden sind v. a. die Schadenfallanalysen eine klassische Top-down-Methode, da i. d. R. Erklärungs- und Rechtfertigungsbedarf für die Führungskräfte einer Organisation und somit auch besonderes Interesse an dem Fall besteht.
- **Bottom-up-Methoden** hingegen beschäftigen sich stark mit den konkreten Prozessabläufen und Tätigkeiten und gehen sehr ins Detail. Sie sind daher weniger für Führungskräfte, sondern eher für die patientennah Tätigen geeignet. Auch die Beschäftigung mit Fehlern, die nicht oder nur zu einem geringen Schaden geführt haben, erfolgt i. d. R. patientennah, da das Top-

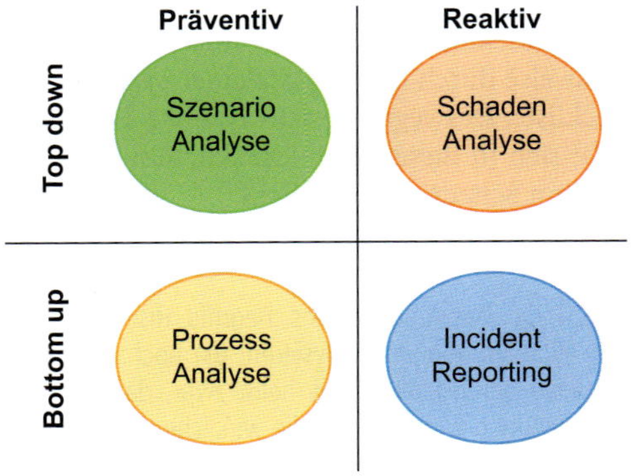

Abb. 8.1 Relevante Methoden des klinischen Risikomanagements [G1028] [L143]

management einer Organisation gar nicht die Möglichkeit hätte, jedes Detailproblem selbst zu lösen. Die wichtigsten Methoden für das klinische Risikomanagement sind in ► Abb. 8.1 dargestellt.

Um die genannten Methoden wirksam werden zu lassen, müssen sie systematisch angewandt werden. Dies geschieht, indem die relevanten Risiken für die jeweilige Tätigkeit zunächst erkannt werden. Dann müssen ihre Ursachen ermittelt werden. Für die Risiken, die wir in ihrer Ausprägung nicht tolerieren können, müssen dann gezielte Maßnahmen ergriffen werden, um diese zu reduzieren.

8.1.2.2 Der Prozess des Risikomanagements

Diese systematische Vorgehensweise wird auch als sog. **Risikomanagementprozess** beschrieben, der in internationalen Standards wie der Risikomanagementnorm ÖNORM 4900 mit folgenden Fachbegriffen beschrieben wird:

Schritt 1: Definition der Rahmenbedingungen

Der Risikomanagementprozess startet mit der Definition der Rahmenbedingungen. So muss einerseits definiert werden,

- für welchen Bereich (ganzes Krankenhaus, einzelne Abteilung?),
- für welche Art der Risiken (Patientensicherheit, ökonomische Risiken?) und
- nach welchem Maßstab

die Risikobeurteilung durchgeführt wird. Hierbei helfen standardisierte Parameter, die sowohl für die Häufigkeit des Auftretens als auch für die Auswirkungen im Vorfeld formuliert und festgelegt werden. Diese werden als **Risikokriterien** bezeichnet (► Tab. 8.1).

Ebenso müssen bei Anwendung einer Methode auch die Verantwortlichkeiten geklärt werden. Hierbei unterscheiden wir zwischen Risikomanagern und Risikoeignern:

- **Risikomanager** sind die Experten der Risikomanagementmethoden, die den Risikomanagementprozess fachlich umsetzen können.
- **Risikoeigner** hingegen sind die Personen, die aufgrund ihrer Führungsverantwortung die

Tab. 8.1 Beispielhafte Risikokriterien für klinische Risiken (Austrian Standards International 2021b)

Eintrittshäufigkeit		Risikoausprägung	
Häufig	1 ×/Mon. oder häufiger	Unbedeutend	Vorkommnis, jedoch ohne Folgen (Critical Incident, Near Miss)
Gelegentlich	1 ×/Quartal	Gering	Leichter Gesundheitsschaden mit vorübergehenden Beschwerden bzw. Schmerzen; ≤ 3 d (verlängerte) Hospitalisation
Selten	1 ×/J.	Spürbar	Schwerwiegender Gesundheitsschaden ohne Dauerfolgen; > 3 d (verlängerte) Hospitalisation
Sehr selten	1 × in 3 J.	Kritisch	Schwerwiegender Gesundheitsschaden mit Dauerfolgen ohne dauerhafte Pflegebedürftigkeit, jedoch mit Berufseinschränkung
Unwahrscheinlich	< 1 × in 3 J.	Katastrophal	Schwerwiegender Gesundheitsschaden mit Dauerfolgen und dauerhafter Pflegebedürftigkeit; Tod des Patienten bzw. Mitarbeiters

Befugnis haben, hinsichtlich eines Risikos zu handeln, also z. B. Prozessabläufe zu verändern (ÖNORM 4900).

Merke

Kein Risiko ohne Risikoeigner!

Schritt 2: Risikoidentifikation

Durch die Anwendung bestimmter Risikomanagementmethoden sollen alle derzeit erkennbaren, relevanten Risiken ermittelt werden. Dies kann auf verschiedene Arten und Weisen geschehen, berücksichtigt aber immer das Fachwissen der jeweiligen Branche, im Gesundheitswesen also die Expertise der an einer bestimmten Tätigkeit beteiligten Berufsgruppen. Ergebnis dieser Risikoidentifikation ist eine Liste, der jeweils im Rahmen eines Prozessschritts oder bei einer Tätigkeit möglichen relevanten Risiken.

Schritt 3: Risikoanalyse

Im dritten Schritt wird für jedes identifizierte Risiko, die für Risiken und Fehler gefährlichste Frage gestellt: *„Warum kommt es zu diesem Risiko bzw. warum kam es zu diesem Fehler?"* Es lohnt sich also, sich mit Risiken genauer zu beschäftigen, obwohl wir intuitiv viel lieber sofort eine schnelle und einfache Lösung für das Problem formulieren möchten, einen sog. Quick Fix.

Cave

Patientensicherheitsprobleme sind i. d. R. komplex. Schnelle, einfache Lösungen wie „dann passen wir das nächste Mal einfach besser auf" führen nicht zum Ziel, sondern in die nächste Katastrophe! (vgl. Single Loop Learning in ► Kap. 4.3.2.3)

Dieser Schritt des Risikomanagementprozesses wird am liebsten übersprungen, dabei wissen wir es aus der Medizin doch eigentlich besser: Nur eine sorgfältige Diagnostik, deren Endergebnis die richtige Diagnose darstellt, führt zu einer wirksamen Therapie.

Aus der Praxis

Risiken sind wie Infektionen beim Intensivpatienten

Wir würden einem Patienten auf Intensivstation bei Fieber doch nicht nur Antipyretika zur Fiebersenkung verabreichen, sondern uns auf die Suche nach der wahren Ursache dieses Fiebers machen: Das wäre die Fokussuche und die Keimbestimmung, um den Fokus zu sanieren und mit zielgerichteter Antibiose die Infektion wirksam zu bekämpfen, also kausal zu therapieren und nicht nur am Symptom herumzudoktern. Die Risikoanalyse ist also quasi die Fokussuche für Risiken.

One size fits one!

Wichtig dabei ist die Erkenntnis, dass die Ursachen und Ausprägungen bekannter Risiken, wie dem einer nosokomialen Infektion, in verschiedenen Gesundheitseinrichtungen auch verschieden ausgeprägt sind. Grund dafür ist zum einen die individuelle Sicherheitskultur, zum anderen sind es die unterschiedlichen Arbeitsweisen vor Ort, die sich teilweise sogar von Fachbereich zu Fachbereich oder von Station zu Station unterscheiden.

Es müssen also alle Gesundheitseinrichtungen dieses Risiko berücksichtigen. Die individuellen Ursachen für Risiken und damit auch die späteren Lösungen sind von Einrichtung zu Einrichtung jedoch verschieden. Es gibt zwar allgemeine Sicherheitshinweise, aber niemals die allgemeingültige Universallösung für alle Patientensicherheitsprobleme in allen Gesundheitseinrichtungen. Weder eine Handlungsempfehlung noch ein externer Experte können demnach den Schritt der **Risikoanalyse vor Ort** ersetzen.

Schritt 4: Risikobewertung

Erst wenn wir die wahren Risiken kennen und deren Ursachen verstehen, können wir beurteilen, welches Ausmaß das Risiko einnimmt. Dies geschieht dann anhand der zuvor definierten Risikokriterien. Im klinischen Risikomanagement verwenden wir dabei den Ansatz des sog. **Credible Worst Case.** Wir beurteilen das Risiko also in seiner schlimmstmöglichen, aber dennoch glaubhaften Ausprägung, da diese Fälle die Patienten, aber auch die Behandelnden und die Organisation besonders schwer treffen können.

Aus der Praxis

Medikamentenverwechslung im Credible Worst Case

Grundsätzlich kommen Medikamentenverwechslungen häufig vor. Die meisten Verwechslungen haben jedoch überhaupt keine Wirkung auf den Patienten und wer-

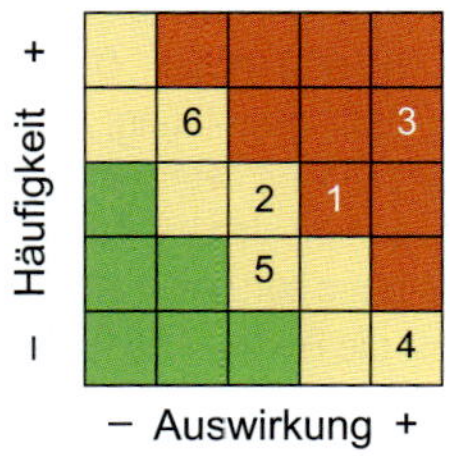

Abb. 8.2 Risikomatrix mit Risiken im Istzustand vor Risikobewältigungsmaßnahmen [P1014] [L143]

den nur bei speziellen Nachforschungen überhaupt entdeckt. In einigen Fällen kommt es jedoch zu leichten Beeinträchtigungen, z. B. leichte allergische Reaktion in Form eines Exanthems, schwerwiegende Reaktionen sind schon deutlich seltener, aber in einigen wenigen Situationen (z. B. Methotrexat ▸ Kap. 6.3) kann es sogar zu lebensbedrohlichen Komplikationen kommen. Um diese schweren Verläufe, die auch in einer Arztpraxis oder auf Normalstation auftreten können, nicht zu vernachlässigen, würde eine Risikobewertung diesen Fall als Credible Worst Case berücksichtigen. Mit dem Credible Worst Case sind im Übrigen auch minderschwere Fälle berücksichtigt.

Damit können dann alle Risiken auch grafisch miteinander in der sog. **Risikomatrix** dargestellt werden (▸ Abb. 8.2). In dieser Risikomatrix finden sich häufig unterschiedliche Einfärbungen, die sog. **Risikotoleranzgrenzen,** die beschreiben, ab wann gegen ein Risiko Gegenmaßnahmen erwogen werden sollten oder ggf. sogar umgesetzt werden müssen. So wird in ▸ Abb. 8.2 deutlich, dass Risiko Nr. 3 wesentlich dringlicher angegangen werden sollte als Risiko Nr. 5. Die Risikomatrix hilft somit bei der Priorisierung von Maßnahmen, da die Möglichkeit, gleichzeitig Maßnahmen für alle Risiken umzusetzen, häufig nicht vorhanden ist und eine sinnvolle Reihenfolge der zu bewältigenden Risiken festgelegt werden muss.

Ein Resultat der Risikobewertung kann auch sein, dass ein Restrisiko bereits weitgehend reduziert wurde. Weitere Maßnahmen wären dann nicht möglich oder unverhältnismäßig. Wenn dies der Fall ist, dann gilt dieses Restrisiko als tolerierbar und es erfolgen keine weiteren Maßnahmen. In den meisten Fällen ist jedoch noch eindeutig Verbesserungspotenzial vorhanden, was den letzten Schritt des Risikomanagementprozesses auslöst.

Schritt 5: Risikobewältigung

Risiken, die in der bestehenden Ausprägung als nicht tolerabel gelten, müssen mit Bewältigungsmaßnahmen bearbeitet werden. Diese können darin bestehen, das Risiko gänzlich zu vermeiden, was aber mit der Beendigung entsprechender Tätigkeiten einhergeht.

Aus der Praxis

Vermeidung geburtshilflicher Schäden

In zahlreichen Kliniken mit einer geringen Zahl an Geburten pro Jahr wurde, auch angesichts hoher zu zahlender Haftpflichtprämien, entschieden, das Risiko geburtshilflicher Schäden zu vermeiden, in dem die jeweiligen Abteilungen geschlossen worden sind.

Eine häufige Aufforderung von Führungspersonen an die Adresse der Risikomanager lautet: „*Vermeiden Sie alle Risiken!*“. Leider ist dies in der Praxis jedoch nicht umsetzbar. Andere Methoden wie die sog. Umwälzung von Risiken durch den Abschluss von Versicherungen können zwar finanzielle Schäden minimieren, aber niemals Patientenschäden verhindern. Die daher häufig einzig realistische Option ist die **Risikominimierung** durch zusätzliche **Sicherheitsbarrieren.** Welche verschiedenen Optionen infrage kommen, haben wir in ▸ Kap. 6.5 am Drei-Stufen-Modell schon einmal aufgezeigt. Wichtig hierbei ist es, die festgelegten Maßnahmen nicht nur konsequent umzusetzen, sondern diese auch zu evaluieren. Denn nur dann, wenn eine Präventionsmaßnahme auch tatsächlich die Patientenversorgung sicherer gemacht hat, ist die Risikobewältigung erfolgreich verlaufen. Im schlimmsten Fall könnte eine gut gemeinte Maßnahme, das Risiko sogar noch erhöhen.

Aus der Praxis

Gut gedacht, schlecht gemacht!

In einer Klinik führte die Implementierung einer OP-Checkliste wie in ▸ Kap. 6.1 beschrieben dazu, dass es zu mehreren Seitenverwechslungen kam. Bei der Untersuchung dieser paradoxen Reaktion kam ans Licht, dass sich durch die Einführung der Checkliste alle Beteiligten, ohne selbst eine weitere Überprüfung durchzuführen, auf vorherige Kontrollen verließen und selbst keine aktiven Abfragen am Patienten oder einen Abgleich anhand des Bildmaterials durchführten, da dies ja offenbar schon einmal kontrolliert worden war. Es fehlte ganz eindeutig die Sensibilisierung der Beteiligten durch geeignete Kommunikationsmaßnahmen, was der eigentliche Sinn der Checkliste ist und wie diese anzuwenden ist. Das blinde Vertrauen in Maßnahmen, führte zum blinden Vertrauen in Checklisten. Und blindes Vertrauen in Checklisten führte ins Verderben.

Um sicherzugehen, dass gut gemeinte Absichten auch wirksam umgesetzt werden, hat sich das Vorgehen des Qualitätsmanagements mittels **Plan-Do-Check-Act (PDCA)-Zyklus** bewährt (▸ Abb. 8.3). Neben dem Risikomanagementprozess und der Anwendung relevanter Methoden bedarf es für ein umfassendes klinisches Risikomanagement noch weiterer Komponenten, die im APS-Risikomanagementmodell dargestellt sind (▸ Abb. 8.4).
Die im Modell beschriebenen organisatorischen Rahmenbedingungen umfassen u. a. die in ▸ Tab. 8.2 dargestellten Regelungen.
Die Handlungsempfehlung „Anforderungen an klinische Risikomanagementsysteme im Krankenhaus" des Aktionsbündnis Patientensicherheit (APS) e. V. ist im Gegensatz zu den kostenpflichtigen Risikomanagementnormen frei zum Download verfügbar unter: www.aps-ev.de/wp-content/uploads/2016/08/HE_Risikomanagement-1.pdf.

LITERATUR

Aktionsbündnis Patientensicherheit APS: Anforderungen an klinische Risikomanagementsysteme im Krankenhaus. 2016. www.aps-ev.de/wp-content/uploads/2016/08/HE_Risikomanagement-1.pdf

Austrian Standards International: ÖNORM 4900: Risikomanagement für Organisationen und Systeme. Begriffe und Grundlagen Anleitung zur Umsetzung der ISO 31000. Wien: Austrian Standards plus GmbH, 2021. doi:01.040.03; 03.100.01

Austrian Standards International: ÖNORM 4902–2: Risikomanagement für Organisationen und Systeme Leitfaden – Teil 2: Methoden der Risikobeurteilung. Wien: Austrian Standards plus GmbH, 2021. doi:03.100.01

Cohen A: Delivering the Mail Was Once One of the Riskiest Jobs in America: A new exhibition at the National Postal Museum honors the nation's first airmail pilots. Smithsonian Institution. 2018. www.smithsonianmag.com/smithsonian-institution/when-delivering-mail-was-one-riskiest-jobs-america-180969115

DESTATIS: Verkehrsunfälle – Zeitreihen 2019. Statistisches Bundesamt. 2020. www.destatis.de/DE/Themen/Gesellschaft-Umwelt/Verkehrsunfaelle/Publikationen/Downloads-Verkehrsunfaelle/verkehrsunfaelle-zeitreihen-pdf-5462403.html

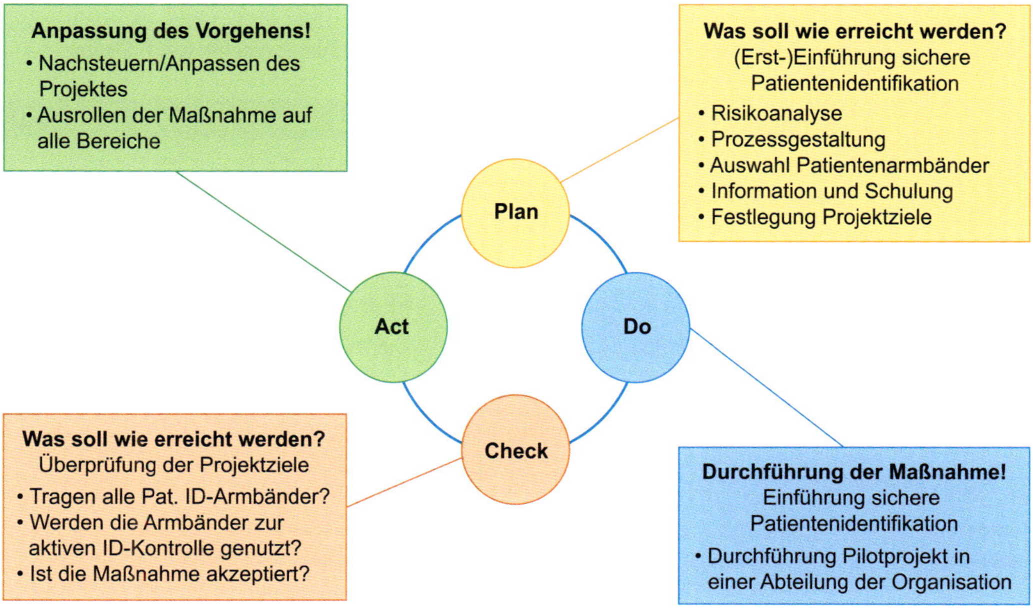

Abb. 8.3 PDCA-Zyklus am Beispiel einer Patientensicherheitsmaßnahme [P1014] [L143]

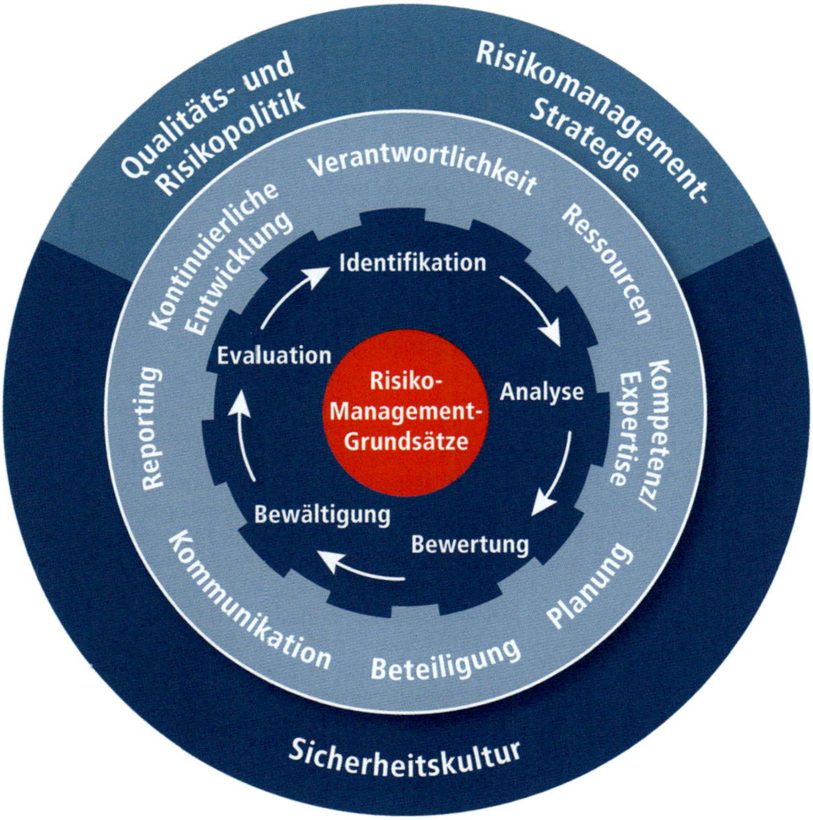

Abb. 8.4 APS-Risikomanagementmodell [W347]

Tab. 8.2 Organisatorische Rahmenbedingungen des klinischen Risikomanagements (nach Strametz, Bayeff-Filloff 2019, basierend auf APS 2016)

Rahmenbedingung	Anforderung	Bedeutung für den klinischen Bereich
Verantwortlichkeit	Erweiterung der Aufbauorganisation um gesamtverantwortliche Person für RM und Sicherstellung der regelhaften Anwendung des RM-Prozesses	• Risikoeigner sind für alle Bereiche und Prozesse festzulegen • Mindestens ein Risikomanager (intern oder extern) unterstützt bei der Identifikation, Analyse, Bewertung und Bewältigung der Risiken im Bereich
Ressourcen	Ausreichende Bereitstellung personeller und materieller Ressourcen	• Qualifikation der Risikoeigner und -manager der Organisation • Umsetzung gesetzlich verpflichtender Schulungsprogramme • Angemessene Ressourcen zur Bewältigung relevanter Risiken
Kompetenz/ Expertise	Auswahl geeigneter Methoden für das Risikomanagement, angemessene Nutzung vorhandener Informationsquellen (intern und extern) und Berücksichtigung fachlicher Expertise (intern und ggf. extern)	Berücksichtigung der fachlichen Expertise des Personals (berufsgruppenübergreifend!) bei der Identifikation, Analyse und Bewertung von Risiken sowie der Ausarbeitung von Bewältigungsmaßnahmen

Tab. 8.2 Organisatorische Rahmenbedingungen des klinischen Risikomanagements (nach Strametz, Bayeff-Filloff 2019, basierend auf APS 2016) *(Forts.)*

Rahmenbedingung	Anforderung	Bedeutung für den klinischen Bereich
Planung	Systematische Planung des RM durch Risikopolitik, Risikomanagementstrategie und -plan	Festlegung der anzuwendenden Methoden, deren Häufigkeit und der jeweiligen Durchführungsverantwortung
Beteiligung	Zielgruppenspezifische Qualifikation und Einbindung des Personals in Patientensicherheitsmaßnahmen und Maßnahmen zur Risikoidentifikation	Sensibilisierung des gesamten Personals für den individuellen und kollektiven Beitrag zur Patientensicherheit im Versorgungsprozess durch zielgruppengerechte Aus-, Fort- und Weiterbildungsmöglichkeiten
Kommunikation	Information aller Beteiligten über den Stand des klinischen Risikomanagements und geplante bzw. umgesetzte Maßnahmen auch mit relevanten externen Interessengruppen sowie Regelungen zur Krisenkommunikation	• Regelmäßige Informationen des gesamten Personals über neue umgesetzte Patientensicherheitsmaßnahmen, insbesondere auch mit Schnittstellenpartnern intern (Fachabteilungen) und extern (z. B. Rettungsdienst) • Es existiert zudem eine im Krisenfall funktionierende Regelung zur Krisenkommunikation
Reporting	Zielgruppengerechte Berichterstattung über den Stand des Risikomanagementsystems	• Interne Kommunikation über klinische Risiken mit Krankenhausbetriebsleitung durch geeignete Risikoreports • Externe Kommunikation über Sicherheitsmaßnahmen (z. B. Patientenarmbänder) mit Patienten, auch im Sinne vertrauensbildender Maßnahmen
Kontinuierliche Entwicklung	Systematische, regelmäßige Überprüfung klinischer Risiken zur Anpassung des Risikomanagementsystems	Regelmäßige Überprüfung der relevanten Risiken, insbesondere bei räumlicher, organisatorischer oder prozessualer Veränderung

Deutsches Institut für Normung e.V.: DIN EN 15224:2017-05, Qualitätsmanagementsysteme_EN_ISO_9001:2015 für die Gesundheitsversorgung; Deutsche Fassung EN_15224:2016. Berlin: Beuth Verlag GmbH, 2017. doi:10.31030/2581525

Deutsches Institut für Normung e.V. DIN ISO 31000:2018-10, Risikomanagement_- Leitlinien (ISO_31000:2018). Berlin: Beuth Verlag GmbH, 2018. doi:10.31030/2880923

Fenton JJ, Jerant AF, Bertakis KD, Franks P: The cost of satisfaction: A national study of patient satisfaction, health care utilization, expenditures, and mortality. Archives of internal medicine. 2012; 172: 405–411. doi:10.1001/archinternmed.2011.1662

Kahla-Witzsch HA, Jorzig A, Brühwiler B: Das sichere Krankenhaus: Leitfaden für das klinische Risikomanagement. Stuttgart: Kohlhammer, 2019

Strametz R, Bayeff-Filloff M. (Hrsg.): Risikomanagement in der Notaufnahme. 1. A. 2019

8.2 Risikomanagementmethoden am Beispiel von CIRS

Das ▸ Kap. 8.1 war sehr theoretisch, insbesondere der Risikomanagementprozess. Daher betrachten wir diesen Prozess jetzt, indem wir ihn anhand der populärsten Risikomanagementmethode einmal durchspielen. Die Rede ist hierbei vom Critical Incident Reporting System (CIRS), das in der QM-Richtlinie als Fehlermeldesystem bezeichnet wird. Mittlerweile hat sich der besser passende Begriff des Berichts- und Lernsystems etabliert, da das eigentliche Ziel von CIRS nicht das Berichten von, sondern das Lernen aus Fehlern darstellt.

„Jeder Mensch macht Fehler. Das Kunststück liegt darin, sie zu machen, wenn keiner zuschaut."

(Sir Peter Ustinov, brit. Schauspieler, Schriftsteller u. Regisseur, 1921–2004)

Wie und warum funktioniert eine solche Methode? Um das zu erklären, erinnere ich mich gerne an meinen ersten Kontakt mit CIRS, den ich im Rahmen eines Vortrags von Prof. Dr. Scheidegger aus Basel hatte. Er schilderte dabei folgenden Fall aus der Luftfahrt, den ihm ein britischer Luftwaffenoffizier schilderte und der tatsächlich so stattgefunden haben soll.

Aus der Praxis

Blackout bei Mach 1

Auf einem britischen Luftwaffenstützpunkt bekam ein Kampfjetpilot mitten in der Nacht einen Alarmeinsatz. Nachdem das Flugzeug wenige Sekunden später besetzt und gestartet war, erfuhr der Pilot, dass es sich nur um eine Übung handelte. Er flog nun mit Überschallgeschwindigkeit in über 10.000 Metern Höhe und begann sich zu langweilen. Da entdeckte er ein neues Instrument im Cockpit, einen künstlichen Horizont. Er wollte wissen, wie das Gerät verkabelt war, zückte sein Armeemesser, entfernte die Schrauben vorn am Gehäuse und zog das Instrument heraus. Es kam dabei zu einem Stromausfall im Cockpit. Sofort musste der Notstrom aktiviert werden und der Pilot wusste, rechts am Sitz war dazu ein Hebel. Da waren allerdings zwei Hebel, der zweite Hebel war für den Schleudersitz. Dies wäre in dieser Umgebung, mit dieser Geschwindigkeit und ohne Absetzen eines Notrufs mehrfach tödlich gewesen. Zum Glück erwischte er den richtigen Hebel, schraubte das Instrument wieder ein und kehrte nach dem Übungsflug zurück auf seinen Stützpunkt. Hätte er den Vorfall namentlich gemeldet, wäre er wohl vor ein Militärgericht gestellt worden. Auf jeden Fall wäre er nie wieder in ein Cockpit gestiegen. Durch die anonyme und sanktionsfreie Meldemöglichkeit konnte er den Vorfall gefahrlos melden und der Flugzeughersteller reagierte darauf adäquat: Neben dem Hebel für den Schleudersitz gab es fortan keine anderen Bedienelemente mehr und alle Instrumente im Cockpit wurden mit Nieten statt Schrauben versehen, um Heimwerken in 10.000 Meter Höhe zu verhindern. Ohne die Meldung wären vielleicht andere Piloten abgestürzt oder hätten unbeabsichtigt den Schleudersitz ausgelöst. Anstatt den Piloten zu bestrafen, haben die Verantwortlichen aus dem Fehler gelernt und die Ursachen des Fehlers beseitigt.

Auf Basis der positiven Erfahrungen aus der Luftfahrt, wurde im Jahr 2014 die Einführung eines Fehlermeldesystems bzw. die Teilnahme an einem Fehlermeldesystem für alle Gesundheitseinrichtungen, die unter die Qualitätsmanagementrichtlinie des G-BA fallen, verbindlich (BMG 2014). Grundprinzip dieser Methode ist, dass sie **„freiwillig, anonym und sanktionsfrei"** angewandt werden soll: So muss allen Mitarbeitenden (übrigens auch Studierenden und Auszubildenden) Zugang zu einem solchen System ermöglicht werden, es muss die Möglichkeit der anonymen Meldung bestehen und es dürfen aus der Meldung keine Sanktionen abgeleitet werden, weder formell (z. B. durch Abmahnung/Kündigung) noch informell (z. B. durch Mobbing). Dieses System ist allerdings nur gedacht für mutmaßlich unbeabsichtigte kritische Ereignisse, nicht jedoch z. B. für die Meldung von Straftaten.

Cave

Ein CIRS ist kein Whistleblower-System und auch nicht für Schadenfälle geeignet. Straftaten müssen angezeigt werden und können nicht sanktionsfrei bleiben, für Schadenfälle muss es andere Meldewege geben (z. B. auch zum Haftpflichtversicherer), die teilweise sogar gesetzlich vorgeschrieben sind (► Kap. 6.4).

Was sollte also in ein CIRS gemeldet werden? Die gemeinsame Handlungsempfehlung „Einrichtung und erfolgreicher Betrieb eines Berichts- und Lernsystems (CIRS)" des deutschen Aktionsbündnis Patientensicherheit, der Plattform Patientensicherheit aus Österreich und der Stiftung Patientensicherheit der Schweiz definiert CIRS wie folgt: *„Ein Berichts- und Lernsystem ist ein Instrument des klinischen Risikomanagements, in das Mitarbeiter anonym oder vertraulich berichten können. Es dient der Analyse von systembezogenen Fehlern, Risiken, kritischen Ereignissen und Beinahe-Schäden in Einrichtungen des Gesundheitswesens. Aufgrund der Analyseergebnisse werden Risiken identifiziert und/oder Verbesserungs- und Präventionsmaßnahmen abgeleitet."* (APS 2014).

Zu der Art der zu berichtenden Ereignisse geben die drei genannten Institutionen folgende Empfehlung ab: *„Als ‚zu berichtende Ereignisse' gelten alle Fehler, Risiken, kritischen Ereignisse und Beinahe-Schäden in der Versorgung der Patienten, Bewohner bzw. Klienten, wenn zum Zeitpunkt des Berichtens kein Schaden des Patienten, Bewohners bzw. Klienten durch das Ereignis bzw. das Risiko erkennbar ist. Es ist zudem sinnvoll, die Mitarbeiter explizit zu motivieren, auch über die erfolgreiche Bewältigung* *von Fehlern und Lösungsansätze für kritische Situationen zu berichten.*" (APS, 2014).

Um den Schutz der Meldenden und der Betroffenen zu gewähren, muss nach Eingang einer Meldung, egal ob digital oder auf Papier, sichergestellt werden, dass die Meldung anonymisiert und nicht identifizierbar gemacht wird. Bei der **Anonymisierung** werden alle persönlichen Daten wie z. B. Namen von Beteiligten gelöscht. Bei der **De-Identifikation** wird zudem darauf geachtet, dass durch die anonymisierte Beschreibung nicht doch ein Rückschluss auf die Handelnden und Betroffenen gezogen werden kann.

Schauen wir uns einmal so eine konkrete Meldung aus einem Krankenhaus an und führen sie durch den Risikomanagementprozess (▸ Kap. 8.1):

Schritt 1: Rahmenbedingungen des CIRS: In besagtem Krankenhaus wurde zunächst ein CIRS etabliert. Nach Abstimmung mit dem Personalrat und dessen Genehmigung wurde ein digitales Meldesystem installiert, ein Auswertungsteam gegründet und alle Mitarbeitenden über die Möglichkeit der Nutzung informiert. Es gab zudem klare Anweisungen, wie mit den Meldungen zu verfahren ist und wie Freiwilligkeit, Anonymität und Sanktionsfreiheit sichergestellt werden.

Schritt 2: Risikoidentifikation durch CIRS: Die Risikoidentifikation erfolgt bei reaktiven Methoden wie CIRS durch die Meldung des Ereignisses selbst. Der CIRS-Beauftragte erhält eine automatisch generierte E-Mail, die ihn über den Eingang einer neuen Meldung in der Datenbank informiert. Nach Anonymisierung und De-Identifikation lautet die Meldung wie folgt: „*Bei Durchführung eines Team-Time-out mit der OP-Checkliste fiel auf, dass der Patient auf der falschen Seite abgedeckt und abgewaschen worden war. Der Operateur hatte das Skalpell schon in der Hand. Im letzten Moment fiel auf, dass wir einen Fehler gemacht hatten. Der Patient wurde dann umgelagert und an der richtigen Seite operiert.*"

Nach der oben genannten Definition wird dies nun eindeutig als relevante Meldung eingestuft und eine Risikoanalyse eingeleitet.

Schritt 3: Risikoanalyse der CIRS-Meldung: Nachdem das Ergebnis „Beinahe-Seitenverwechslung" bekannt ist, geht es nun darum, die Ursachen dieses Fehlers herauszufinden. Hierzu eignet sich die Anwendung des sog. **Ishikawa-Diagramms** (▸ Abb. 8.5): Durch ein strukturiertes Brainstorming in einem Team von Experten werden die möglichen Ursachen zunächst aufgelistet und später diskutiert. Dabei werden fehlerbegünstigende Faktoren wie Defizite in der Ausstattung, Teamarbeit, individuelle Faktoren, unzureichende Überwachung von Prozessen etc. einzeln thematisiert, um einen guten Überblick zu erlangen und sich nicht mit oberflächlichen und unwirksamen Lösungen zu begnügen.

Wenn dann die wahrscheinlich mutmaßliche/n Ursache/n ausgemacht wurde/n, fällt es leicht, eine geeignete Gegenmaßnahme zu definieren: Wenn die Diagnose steht, ist die Therapie häufig nicht mehr schwer.

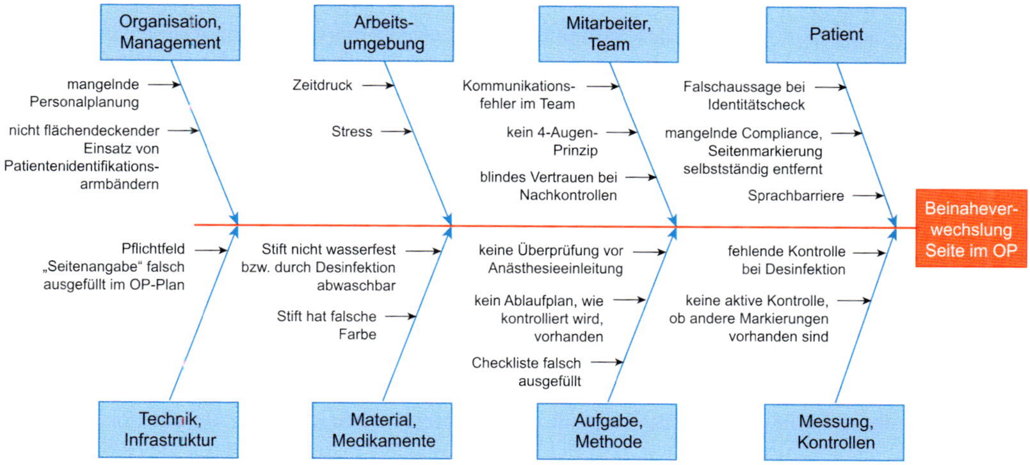

Abb. 8.5 CIRS-Fallanalyse mit Ishikawa-Diagramm [P1014] [L143]

Experten sind in diesem Fall übrigens diejenigen, die diesen Prozess auch in dem betroffenen Krankenhaus durchführen und die Abläufe und Strukturen bestens kennen. Denn auch, wenn eine solche Beinahe-Verwechslung grundsätzlich in jedem OP stattfinden kann, sind die Ursachen, warum es dazu kommt, überall unterschiedlich. Nach Anwendung des Ishikawa-Diagramms kommen die Experten zu dieser Lösung: ▶ Abb. 8.5.

Die drei Hauptprobleme in diesem Haus sind nach Ansicht des Expertenteams:

1. Der OP-Plan enthält oft keine Seitenangabe.
2. Die farbige Seitenmarkierung wird vom Desinfektionsmittel weggewischt.
3. Die Anästhesie überprüft weder Eingriffsart noch -seite.

Schritt 4: Risikobewertung der CIRS-Meldung: Das in diesem Vorfall beschriebene Risiko der Seitenverwechslung wird nach eingehender Ursachenanalyse als „kritisch“ und „selten“ (▶ Kap. 8.1.2.2) eingestuft. In seiner aktuellen Ausprägung wird es als nicht akzeptabel angesehen.

Schritt 5: Risikobewältigung: Da bei Operationen grundsätzlich immer ein Risiko für Verwechslungen bestehen kann, bleibt als Bewältigungsmaßnahme nur die Risikominimierung, die, basierend auf den oben genannten Ursachen, durch die drei nachstehenden Maßnahmen erreicht werden soll:

1. Auf dem OP-Plan muss bei OP-Anmeldung eine Seite angegeben werden. Dazu wird ein Pflichtfeld in der elektronischen Anmeldung bei entsprechenden Eingriffen geschaffen. Dadurch soll in allen Fällen schon an der Schleuse zum OP ein Abgleich stattfinden.
2. Es werden neue Markierungsstifte beschafft und auf allen Stationen verteilt, die auch nach ordnungsgemäßer Desinfektion noch sichtbar bleiben.
3. Die Checkliste der Anästhesie wird um die Abfrage nach Eingriffsart und -ort erweitert, da der Patient selbst beim Team-Time-out ja nicht mehr Auskunft geben kann, sondern zuletzt mit der Anästhesie spricht.

Alle Maßnahmen werden über das Qualitätsmanagement des Krankenhauses geplant, ihre Umsetzung wird überwacht und der Erfolg wird im Rahmen von Begehungen und Rückfragen im Behandlungsteam in Form sog. **Audits** überprüft.

Die kostenlose Handlungsempfehlung „Einrichtung und erfolgreicher Betrieb eines Berichts- und Lernsystems (CIRS)“ enthält weitere umfassende Informationen über den Sinn und den Zweck, aber auch die Grenzen von CIRS (www.aps-ev.de/wp-content/uploads/2016/10/160913_CIRS-Broschuere_WEB.pdf).

Praxistipp

S. H. I. T. HAPPENS

Auch in der Ausbildung ist Berichten und Lernen wichtig. Für Studierende der Humanmedizin, Pharmazie sowie Teilnehmer der postgradualen Psychotherapieausbildung gibt es daher das Meldeportal **S**tudent **H**ealth Professionals' **I**ncident Reporting **T**ool, kurz S. H. I.T HAPPENS, ein Projekt des Instituts für Medizinische und Pharmazeutische Prüfungsfragen (IMPP), wissenschaftlich unterstützt vom Ärztlichen Zentrums für Qualität in der Medizin (ÄZQ), vom Aktionsbündnis Patientensicherheit e.V. (APS) und dem Bundesverband der Medizinstudierenden in Deutschland e. V. (bvmd). Es bietet die Möglichkeit, aus CIRS-Fällen sogar Prüfungsfragen zu generieren und ist erreichbar unter: www.cirsmedical.de/impp.

LITERATUR

Aktionsbündnis Patientensicherheit e.V., Plattform Patientensicherheit Österreich, Stiftung Patientensicherheit Schweiz: Einrichtung und erfolgreicher Betrieb eines Berichts- und Lernsystems (CIRS). Aktionsbündnis Patientensicherheit APS. www.aps-ev.de/wp-content/uploads/2016/10/160913_CIRS-Broschuere_WEB.pdf. 2016

Bundesministerium für Gesundheit: Bekanntmachung eines Beschlusses des Gemeinsamen Bundesausschusses über eine Änderung der Vereinbarung des Gemeinsamen Bundesausschusses gemäß § 137 Absatz 1 Satz 3 Nummer 1 des Fünften Buches Sozialgesetzbuch (SGB V) über die grundsätzlichen Anforderungen an ein einrichtungsinternes Qualitätsmanagement für nach § 108 SGB V zugelassene Krankenhäuser: Umsetzung des § 137 Absatz 1d Satz 1 SGB V. 2014

8.3 Meilensteine des klinischen Risikomanagements

Systematisches klinisches Risikomanagement zur Identifikation, Analyse, Bewertung und Bewältigung von Risiken ist eine Entwicklung, die erst vor ca. 20 Jahren begann. Als Startschuss für systematische Patientensicherheitsmaßnahmen kann das Jahr 1999 angesehen werden: In diesem Jahr erschien in den USA die Publikation **„To err is human“** des Institute of Medicine (IOM).

Durch systematische Aufarbeitung der bereits vorhandenen Erkenntnisse, kam diese Publikation zu dem Schluss, dass vermeidbare medizinische Fehler im stationären Bereich die TOP-8-Todesursache in den USA seien. Geschätzt 44.000–98.000 Menschen in den USA kämen durch vermeidbare Fehler jedes Jahr ums Leben, mehr als eine Million Patienten würden insgesamt durch die Behandlung geschädigt (Kohn 2000).

Diese Publikation löste in den USA einen Schock aus, aus dem umfangreiche Initiativen zur Verbesserung der Patientensicherheit resultierten. Diese Initiativen wurden in Europa im Rahmen der Luxemburg Declaration on Patient Safety im Jahr 2005 aufgenommen (EU 2005), der sich ein Jahr später Empfehlungen des EU-Ministerrats (EU 2006) anschlossen, in den jeweiligen Gesundheitssystemen der Mitgliedsländer verstärkt Patientensicherheit und einen konstruktiven Umgang mit vermeidbaren Fehlern zu fördern. Vor allem das in ▸ Kap. 8.2 beschriebene CIRS wurde als große Chance erachtet, einen konstruktiven Umgang mit Fehlern zu fördern.

Anfang der 2000er-Jahre entwickelte sich jedoch zunächst ein anderes Managementsystem, das für die Patientensicherheit ebenfalls von großer Bedeutung ist: Im Zuge der Einführung des pauschalierten Entgeltsystems G-DRG empfahl der Sachverständigenrat für die Konzertierte Aktion im Gesundheitswesen (KAIG) die Einführung eines systematischen Qualitätsmanagements (SVR 2001), das ab 2001 zunächst für den stationären Bereich verbindlich wurde. Mit einigen Jahren Verzögerung erfolgten diese verbindlichen Vorgaben dann auch für die niedergelassenen Kolleginnen und Kollegen im vertragsärztlichen Bereich sowie für den vertragszahnärztlichen und psychotherapeutischen Bereich. Diese Anforderungen sind in der sog. Qualitätsmanagement-Richtlinie des Gemeinsamen Bundesausschusses (G-BA) geregelt. Zunächst war es das primäre Ziel, die Patientenzufriedenheit zu erhöhen, was nicht gleichbedeutend ist mit der Gewährleistung von Patientensicherheit (Fenton 2012). Dennoch wurden durch die Schaffung verbindlicher Strukturen, klarer Regelungen von Zuständigkeiten und Verantwortlichkeiten sowie der Einführung von Algorithmen, Behandlungsabläufen und Leitlinien einige Patientensicherheitsprobleme behoben. Außerdem wurde die Grundlage für die erfolgreiche Umsetzung von Risikobewältigungsmaßnahmen durch das Qualitätsmanagement geschaffen.

Allerdings zeigte sich nach der Implementierung eines Qualitätsmanagements, dass zahlreiche Patientensicherheitsprobleme damit nicht behoben werden können. Grund dafür ist, dass sich Qualitätsmanagement auf den reibungslosen Ablauf im Normalbetrieb und auf häufig auftretende Probleme konzentriert, während sich Risikomanagement bewusst mit seltenen, aber besonders gravierenden Ereignissen beschäftigt und damit einen oft „blinden Fleck" des Qualitätsmanagements beleuchtet.

Aus Basis der Empfehlungen des EU-Ministerrats aus dem Jahr 2006 wurden in Deutschland mit einem Maßnahmenpaket im Rahmen des Patientenrechtegesetzes in den Jahren 2013/14 mehrere Veränderungen eingeführt: So wurde das Bürgerliche Gesetzbuch (BGB) um die Paragraphen 630 a–h erweitert, die im Wesentlichen bereits geltendes Recht aus Urteilssprüchen zu Aufklärung, Dokumentation und Umgang mit Behandlungsfehlern nochmals zusammenfassten. Um die Verfahrensrechte von Patienten zu stärken, wurde zudem festgelegt, dass Behandelte von Einwilligungsdokumenten Abschriften erhalten sollen, damit bei unzureichender Risikoaufklärung nicht einseitig nachträglich die Aufklärungsdokumente geändert werden können. Außerdem bekam der G-BA den Auftrag, bis 2014 Mindestanforderungen an klinisches Risikomanagement in die Qualitätsmanagement-Richtlinie mit aufzunehmen. Somit wurden die etablierten Qualitätsmanagementstrukturen, wenn auch mit einigen Jahren Verzögerung, sinnvollerweise um Mindestanforderungen an klinisches Risikomanagement ergänzt (BMG 2014).

Die aktuelle Qualitätsmanagement-Richtlinie, seit 2016 sektorenübergreifend für alle Versorgungsbereiche des SGB V gleichsam gültig, benennt eine Vielzahl sinnvoller Instrumente und Methoden für Qualitäts- und Risikomanagement. Folgende Methoden sind in jedem Fall anzuwenden und können nicht durch besondere Rahmenbedingungen ausgeschlossen werden (BMG 2020):

- Klinisches Risikomanagement (▸ Kap. 8.1)
- Fehlermanagement (▸ Kap. 8.2)
- Beschwerdemanagement (in stationären Einrichtungen)
- Einsatz von OP-Checklisten, wenn zwei oder mehr Ärzte an einem Patienten tätig sind oder bei Operationen unter Sedierung (▸ Kap. 6.1)

Durch die Verpflichtung zu einem Beschwerdemanagement wurde im stationären Bereich die Möglichkeit für Patienten und deren Angehörige geschaffen, ebenfalls über Patientensicherheitsprobleme zu berichten. Diese machen nach eigener Erfahrung

zwar nur einen kleinen Teil der Beschwerden aus, solange aber wichtige Hinweise auf Patientensicherheitsprobleme eingehen, ist ein solches System aus Sicht des Risikomanagements sinnvoll.
Einen Paradigmenwechsel in der Diskussion um die Kosten des klinischen Risikomanagements leitete die OECD-Studie „The Economics of Patient Safety" aus dem Jahr 2017 ein. Kernaussage der Studie war die auf verfügbarer Evidenz basierende Schätzung, dass 15 % der stationären Gesamtausgaben nur für die Kompensation unsicherer Patientenversorgung aufgewendet werden müsse. Somit stellt sich seitdem eher die Frage, welchen ökonomischen Preis Patienten**unsicherheit** hat, anstatt wie viel Patienten**sicherheit** kosten darf. Nachdem in den Folgejahren weitere Untersuchungen auch im ambulanten Bereich durch die OECD zusammengefasst wurden, kann der Gesamtschaden durch unsichere Patientenversorgung unter Einbeziehung des ambulanten Sektors nun auf etwa 13 % der Gesamtgesundheitsausgaben beziffert werden (OECD 2020). Patientensicherheitsmaßnahmen sind somit nicht nur aus medizinischer Sicht geboten, sondern auch aus ökonomischer Sicht hochgradig sinnvoll.
Unter allen Patientensicherheitsinitiativen bezeichnete besagte OECD-Studie auf Basis einer Einschätzung weltweiter Patientensicherheitsexperten klinisches Risikomanagement mit einer Risikopolitik und Risikomanagementstrategie als eines der effektivsten und vergleichsweise ressourcenschonendsten Verfahren, um Patientensicherheit zu steigern (OECD 2017).
Ein weiterer regulativer Meilenstein für das klinische Risikomanagement in Deutschland wird mit der Novellierung der Ärztlichen Approbationsordnung erwartet, die im Referentenentwurf des Bundesgesundheitsministeriums (BMG) erstmals explizit Aspekte der Patientensicherheit aufgreift und die Etablierung einer Sicherheitskultur einfordert (BMG 2021).

LITERATUR

Bundesministerium für Gesundheit: Bekanntmachung eines Beschlusses des Gemeinsamen Bundesausschusses über eine Änderung der Vereinbarung des Gemeinsamen Bundesausschusses gemäß § 137 Absatz 1 Satz 3 Nummer 1 des Fünften Buches Sozialgesetzbuch (SGB V) über die grundsätzlichen Anforderungen an ein einrichtungsinternes Qualitätsmanagement für nach § 108 SGB V zugelassene Krankenhäuser: Umsetzung des § 137 Absatz 1d Satz 1 SGB V. 2014

Bundesministerium für Gesundheit: Bekanntmachung eines Beschlusses des Gemeinsamen Bundesausschusses über eine Änderung der Qualitätsmanagement-Richtlinie: Aufnahme einer Regelung zur verpflichtenden Einführung und Umsetzung von Akutschmerzmanagementkonzepten für eine angemessene postoperative Schmerztherapie. 2020

Bundesministerium für Gesundheit: Referentenentwurf des Bundesministeriums für Gesundheit. Verordnung zur Neuregelung der ärztlichen Ausbildung. Bundesministerium für Gesundheit. 2021. www.bundesgesundheitsministerium.de/fileadmin/Dateien/3_Downloads/Gesetze_und_Verordnungen/GuV/A/Referentenentwurf_AEApprO.pdf

Kohn LT, Corrigan JM, Donaldson MS (Eds.): To Err is Human: Building a Safer Health System, Washington, 2000

Sachverständigenrat (SVR) für die Konzertierte Aktion im Gesundheitswesen: Bedarfsgerechtigkeit und Wirtschaftlichkeit. Band III Über-, Unter- und Fehlversorgung: Gutachten 2000/2001 Ausführliche Zusammenfassung. Sachverständigenrat für die Konzertierte Aktion im Gesundheitswesen. 2001. www.svr-gesundheit.de/fileadmin/Gutachten/Gutachten_2000_2001/Kurzfassung_Band3.pdf

Slawomirski L, Auraaen A, Klazinga N: The Economics of patient safety: Strengthening a value-based approach to reducing patient harm at national level. 2017

Slawomirski L, Klazinga N: The Economics of patient safety: From analysis to action. 2020. www.oecd.org/health/health-systems/Economics-of-Patient-Safety-October-2020.pdf

8.4 Patientensicherheitsinitiativen

Das **Aktionsbündnis Patientensicherheit e. V.** (APS) wurde im April 2005 als Zusammenschluss der Vertreter aller Gesundheitsberufe ihrer Verbände und von Patientenorganisation gegründet. Es ist in Deutschland die gemeinsame Plattform zur Verbesserung der Patientensicherheit und steht unter der Schirmherrschaft des Bundesministeriums für Gesundheit. Seit seiner Gründung vor 15 Jahren hat das Aktionsbündnis Patientensicherheit zahlreiche Handlungsempfehlungen für Behandelnde und Entscheidungsträger sowie zahlreiche Patienteninformationen zu verschiedenen Themen rund um Patientensicherheit herausgegeben. Viele dieser Handlungsempfehlungen haben wir in diesem Buch auch zitiert, da sie mittlerweile als Leitlinien für Patientensicherheit anzusehen sind und in vielen Fällen die fachlichen Mindeststandards für sicheres Verhalten abbilden.
Darüber hinaus handelt das Aktionsbündnis Patientensicherheit sowohl auf öffentlicher Ebene als auch im internationalen Kontext, um die Patientensicherheit zu erhöhen. So gehen auf die Initia-

tive des APS Kampagnen wie die „Aktion Saubere Hände“ und „Deutschland erkennt Sepsis“ zurück:

- Aktionsbündnis Patientensicherheit: www.aps-ev.de
- Aktion Saubere Hände: www.aktion-sauberehaende.de
- Aktion Deutschland erkennt Sepsis: www.deutschland-erkennt-sepsis.de

Die Idee des Internationalen Tages der Patientensicherheit, entwickelt vom Aktionsbündnis Patientensicherheit, übernahm im Jahr 2019 schließlich sogar die Weltgesundheitsorganisation (WHO) und erklärte den 17. September zum **Welttag der Patientensicherheit** (www.tag-der-patientensicherheit.de). Aktuell ist das Aktionsbündnis Patientensicherheit ein Zusammenschluss von rund 800 Mitgliedern und Förderern, die aus allen Bereichen des Gesundheitswesens kommen.

Nach der im Jahr 1999 erschienenen Publikation „To err is human“ des Institute of Medicine begannen in vielen Ländern Initiativen wie die des eben beschriebenen Aktionsbündnis Patientensicherheit. So existieren in Österreich die Plattform Patientensicherheit und in der Schweiz die Stiftung Patientensicherheit:

- Plattform Patientensicherheit in Österreich: www.plattformpatientensicherheit.at
- Stiftung Patientensicherheit Schweiz: www.patientensicherheit.ch

Auch auf Ebene der WHO gab und gibt es zahlreiche globale Patientensicherheitsinitiativen. So wurde im Jahr 2006 das **High-5 s**-Projekt ins Leben gerufen. Der Name rührt vom ursprünglichen Ziel des Projekts her, fünf der relevantesten Patientensicherheitsprobleme in fünf Ländern innerhalb von fünf Jahren zu reduzieren (WHO 2011). Im Rahmen dieses Projekts wurden Standard Operation Procedures (SOP) erstellt, z. B. zur Vermeidung einer Eingriffsverwechslung (▶ Kap. 6.1). Weiterhin initiierte die WHO drei globale Patientensicherheitskampagnen mit den Titeln „Clean Care is Safer Care“, „Safe Surgery Saves Lifes“ und „Medication Without Harm“. In Kürze wird von der WHO ein umfassender Global Patient Safety Action Plan für den Zeitraum 2021–2030 verabschiedet, der eine Ausbildung aller Behandelnden in Themen der Patientensicherheit als ein wesentliches Element vorsieht (▶ Tab. 8.3, WHO 2021).

Im Jahr 2017 wurde von den damaligen Gesundheitsministern Deutschlands und Großbritanniens der **Global Ministerial Summit on Patient Safety** ins Leben gerufen, ein globales Treffen der Gesundheitsministerinnen und Gesundheitsminister, die sich von Experten zum Thema Patientensicherheit beraten lassen. Die Tagung findet jährlich in wechselnden Gastgeberländern statt.

Seit 2020 haben die Gesundheitsminister der G20-Staaten das Thema Patientensicherheit auf der politischen Agenda. Auf ihrem Treffen am 19. November 2021 in Riad (Saudi-Arabien) verabschiedeten sie erstmals gemeinsame Grundsätze zur Stärkung der Patientensicherheit (G20 2020).

LITERATUR

G20: G20 Health Ministers' Declaration. 2020. https://ezcollab.who.int/file2.axd/7wbpfqm6.kg7pslj3/G20%20Health%20Ministers%20Declaration_EN_%2020201119.pdf

WHO: High 5 s: Action on Patient Safety. 2011. https://cdn.who.int/media/docs/default-source/patient-safety/high5 s/high-5 s-action-on-patient-safety.pdf?sfvrsn=-1e623c21_6

WHO: Global Patient Safety Action Plan. 2021. www.who.int/teams/integrated-health-services/patient-safety/policy/global-patient-safety-action-plan

Tab. 8.3 Aktionsrahmen – Die 7 × 5 Matrix (Übersetzung nach WHO 2021)

1. Maßnahmen zur Beseitigung vermeidbarer Schäden in der Gesundheitsversorgung				
1.1 Politik, Strategie und Umsetzungsrahmen für Patientensicherheit	**1.2** Mobilisierung und Zuweisung von Ressourcen	**1.3** Schützende gesetzliche Maßnahmen	**1.4** Sicherheitsstandards, Regulierung und Akkreditierung	**1.5** Welttag der Patientensicherheit und Globale Kampagnen Patientensicherheit
2. Hochzuverlässige Systeme				
2.1 Transparenz, Offenheit und „No Blame"-Kultur	**2.2** Verantwortungsvolle Führung für das Gesundheitssystem	**2.3** Führungskapazität für klinische und Leitungsaufgaben	**2.4** Humanfaktoren/ Ergonomie für die Resilienz der Gesundheitssysteme	**2.5** Patientensicherheit in Notfällen und Situationen widrigster Umstände
3. Sicherheit der klinischen Prozesse				
3.1 Sicherheit risikobehafteter klinischer Verfahren	**3.2** Globale Kampagne zur Förderung der Patientensicherheit: Medikation ohne Schaden	**3.3** Infektionsprävention und -kontrolle sowie antimikrobielle Resistenz	**3.4** Sicherheit von Medizinprodukten, Arzneimitteln, Blutprodukten und Impfstoffen	**3.5** Patientensicherheit in der Primärversorgung und an Übergängen in der Versorgung
4. Einbeziehung von Patientinnen und Patienten und deren Familien				
4.1 Gemeinsame Entwicklung von Strategien und Programmen mit Patientinnen und Patienten	**4.2** Lernen aus der Erfahrung von Patientinnen und Patienten zur Verbesserung der Sicherheit	**4.3** Patientenfürsprecher und Patientensicherheitsverfechter	**4.4** Offenlegung von Patientensicherheits-Vorfällen gegenüber Betroffenen	**4.5** Aufklärung und Schulung von Patientinnen und Patienten und deren Familien
5. Ausbildung, Qualifikationen und Sicherheit des Gesundheitspersonals				
5.1 Patientensicherheit in der beruflichen Aus-, Fort- und Weiterbildung	**5.2** Exzellenzzentren für die Aus-, Fort- und Weiterbildung in Patientensicherheit	**5.3** Kompetenzen in Patientensicherheit als gesetzliche Anforderungen	**5.4** Verknüpfung der Patientensicherheit mit dem Beurteilungssystem für Gesundheitspersonal	**5.5** Sicheres Arbeitsumfeld für das Gesundheitspersonal
6. Information, Forschung und Risikomanagement				
6.1 Berichts- und Lernsysteme zur Meldung von Patientensicherheits-Zwischenfällen	**6.2** Informationssysteme zur Patientensicherheit	**6.3** Systeme zur Überwachung der Patientensicherheit	**6.4** Forschungsprogramme zur Patientensicherheit	**6.5** Digitale Technologie für die Patientensicherheit
7. Synergie, Partnerschaft und Solidarität				
7.1 Engagement der Interessengruppen	**7.2** Gemeinsames Verständnis und Bekenntnis	**7.3** Netzwerke für Patientensicherheit und Zusammenarbeit	**7.4** Grenzüberschreitende und sektorübergreifende Initiativen der Patientensicherheit	**7.5** Abstimmung mit technischen Programmen und Initiativen

Reinhard Strametz

09 Ein Blick in die Zukunft – was wir (oder unsere Nachkommen) gemeinsam erreichen werden

„Wenn du ein Schiff bauen willst, dann trommle nicht Männer zusammen, um Holz zu beschaffen, Aufgaben zu vergeben und die Arbeit einzuteilen, sondern lehre sie die Sehnsucht nach dem weiten, endlosen Meer."

(Antoine de Saint-Exupéry, franz. Schriftsteller u. Pilot, 1900–1944)

Die hier vorgestellten Konzepte sind Idealvorstellungen und in der Fläche noch nicht etabliert. Die folgenden Beschreibungen sind also nicht die Realität, sondern (hoffentlich nicht behandlungsbedürftige) Visionen. Sie stellen aber ein gutes Ziel dar, das zu erreichen sich lohnt und an dem das Gesundheitswesen mit allen Beteiligten arbeiten sollte. Mein Wunsch wäre es, die Umsetzung dieser Visionen noch zu erleben, was natürlich nicht ganz uneigennützig ist, da wir früher oder später auch selbst als Behandelte davon profitieren werden.

Die gute und die schlechte Nachricht zur Patientensicherheit? Zuerst die gute Nachricht: Wir haben kein Erkenntnisproblem mehr. Zumindest Patientensicherheitsexperten sind sich einig und wissen, was zu tun ist. Die schlechte Nachricht: Wir haben ein massives Umsetzungsproblem!

Viele der genannten Patientensicherheitsmaßnahmen sind derzeit nicht zufriedenstellend etabliert oder wirksam. Dies ist aus Sicht der Patientensicherheitsexperten v. a. darauf zurückzuführen, dass es bislang noch nicht gelungen ist, eine **Sicherheitskultur** zu etablieren. Doch was ist das überhaupt? Das Aktionsbündnis Patientensicherheit hat den Begriff folgendermaßen definiert: *„Sicherheitskultur im Kontext des klinischen Risikomanagements von Krankenhäusern [...] beschreibt die Art und Weise, wie Sicherheit im Rahmen der Patientenversorgung organisiert wird, und spiegelt damit die Einstellungen, Überzeugungen, Wahrnehmungen, Werte und Verhaltensweisen der Führungskräfte und Mitarbeitenden in Bezug auf die Sicherheit von Patienten, Mitarbeitenden und der Organisation wider. Sicherheitskultur ist entwickelbar und unterliegt einem ständigen Lernprozess."*

(APS, 2016)

Eine wesentlich kürzere und sehr pragmatische Beschreibung für den Begriff Sicherheitskultur lieferte hingegen die Health Foundation im Jahr 2013: *„It's what you do when nobody's looking."*

9.1 Vom Hochrisiko- zum Hochsicherheitsbereich

Die Etablierung einer Sicherheitskultur im Gesundheitswesen wird der Schlüssel zum Erfolg sein, um Hochrisikobereiche zu hochzuverlässigen Organisationen werden zu lassen (Hines 2008). Diese hochzuverlässigen Organisationen (High Reliability Organisations, HRO) werden nach Weick und Suttcliffe (2003) durch fünf Eigenschaften definiert:

1. Sensibilität für die eigene Betriebstätigkeit
2. Abneigung gegen Simplifizierung
3. Beschäftigung mit Fehlern
4. Respekt vor Fachwissen
5. Streben nach Resilienz

Sehen wir uns diese fünf Eigenschaften nochmals mit ein paar Beispielen an:

Eigenschaft 1: Sensibilität für die eigene Betriebstätigkeit. Wie wir in ► Kap. 1 bereits dargelegt haben, sind die fünf tödlichsten Worte in der Medizin *„Das kann hier nicht passieren!"*. Dies bedeutet nichts anderes als das Abstreiten der Tatsache, dass Medizin schon immer mit Risiken behaftet war und auch immer mit Risiken behaftet bleiben wird. Wenn ich bekannte Risiken, wie die in ► Kap. 6.1 beschriebene Seiten- oder Patientenverwechslung als solches anerkenne und mich nicht für unverwundbar halte, sondern Gegenmaßnahmen ergreife, kann ich die Zuverlässigkeit der Organisation steigern. Gerade in der Diskussion mit Kolleginnen und Kollegen habe ich das absolut paradoxe Argument immer wieder gehört, dass dies in ihrer Einrichtung noch nie passiert sei (was i. d. R. nicht stimmte) und dass sie die Team-Time-out-Checkliste ja einführen könnten, wenn es einmal zu einer Seitenverwechslung gekommen sei. Das ist ungefähr so logisch, wie auf die Bildung einer Feuerwehr zu verzichten, bis die eigene Stadt einmal bis auf die Grundmauern abgebrannt ist.

Aus der Praxis

Anästhesie als Hochrisikobereich

Einsicht ist bekanntlich der erste Weg zur Besserung und als Anästhesist bin ich sehr gut damit durch meinen Beruf gekommen, dass ich mir bewusst war, mit jeder Narkoseeinleitung einen Menschen in einen potenziell lebensbedrohlichen Zustand zu versetzen. Ich bin dieses Risiko jedes Mal voller Überzeugung und ohne Angst, aber eben auch mit dem notwendigen Maß an Demut und Vorsicht sowie einer gründlichen Vorbereitung eingegangen.

Ebenso wie im OP oder auf der Intensivstation benötigen wir für alle anderen Bereiche und Beteiligten des Gesundheitswesens eine hohe Sensibilität gegenüber deren Tätigkeit. In einer Risikomanagementschulung hatte ich in der Begrüßungsrunde einmal den Leiter einer Krankenhausküche sitzen, der offenkundig Unverständnis äußerte, warum klinisches Risikomanagement auch ein Fall für die Küche sei. Folgendes Beispiel überzeugte diese Person dann allerdings, dass auch die Küche eines Krankenhauses ein wichtiger Baustein für Patientensicherheit ist.

Aus der Praxis

Ein Apfelschnee mit Folgen

In einem hessischen Klinikum und Seniorenzentrum kam es im Jahr 2007 zu einer Salmonellen-Epidemie, an der ca. 260 Menschen (Mitarbeitende und Behandelte) erkrankten und acht Menschen im Zuge dieser Salmonellen-Infektion verstarben. Erster Auslöser war nach Erkenntnissen des zuständigen Gesundheitsamtes ein in der Mitarbeiterkantine serviertes, mit Salmonellen kontaminiertes Dessert aus Apfelmus und Schlagsahne.

Selbstverständlich sind alle anderen nicht behandelnden Bereiche wie z. B. die Haustechnik, die Verwaltung und der Patiententransport ebenso für die Patientensicherheit von Bedeutung, da Fehler und Defizite in diesen Bereichen die Grundlage unsicherer Arbeitsbedingungen bilden können. Das provoziert wiederum Fehler oder setzt Sicherheitsbarrieren außer Kraft. Die Sensibilität gegenüber der eigenen Tätigkeit in allen Abteilungen und Bereichen einer Gesundheitseinrichtung ist somit wichtig, damit Hochzuverlässigkeit auch wirklich entstehen kann.

Eigenschaft 2: Abneigung gegen Simplifizierung. Der Mensch an sich ist ein kausales Wesen und daher bei Problemen an Erklärungen interessiert. Das erklärt den Wunsch nach Lösungen, die idealerweise schnell entwickelt werden und einfach zu verstehen sind. Solche sog. **Quick fixes** sind im Gesundheitswesen sehr in Mode. Sie ermöglichen es auch durch Zuweisung von Schuld an andere, von eigener Verantwortung abzulenken. Außerdem lassen sie sich sehr gut instrumentalisieren. So lautet bei unzureichender Risikoanalyse die Schlussfolgerung häufig, dass ein Risiko oder ein Ereignis nur wegen Unaufmerksamkeit, zu viel Stress oder zu wenig Zeit/Personal eingetreten ist. Dass hinter diesen Problemen jedoch häufig eine Vielzahl systemischer Defizite und unzureichender Arbeitsbedingungen liegt (► Kap. 8.1), wird damit leicht ignoriert. Zwar ist es unangenehm, sich mit Risiken und Fehlern zu befassen, aber wie am Beispiel des CIRS-Falls (► Kap. 8.2) gezeigt, lohnt es sich, den Dingen auf den Grund zu gehen. Einfache, schnelle Lösungen laufen oft ins Leere und in komplexen Situationen helfen oft nur intensive Analyse und eine Kombination von Maßnahmen auf mehreren Ebenen. Daher besitzen HRO zu ihrem eigenen Schutz eine natürliche Abneigung gegen vorschnelle Schlussfolgerungen und oberflächliche Erklärungsversuche.

Eigenschaft 3: Beschäftigung mit Fehlern. Aus der eben dargestellten zweiten Eigenschaft folgt eigentlich logisch Eigenschaft Nummer drei: Um die Gründe für Fehler und Abweichungen zu finden und durch Präventionsmaßnahmen künftig zu verhindern, müssen sich HRO mit Fehlern beschäftigen und daraus die richtigen Schlussfolgerungen ziehen. Dies lässt sich am CIRS-Fall (► Kap. 8.2) nochmals anschaulich darstellen: Dort kam es zu einer Beinahe-Seitenverwechslung, die aber noch rechtzeitig entdeckt wurde. Nach dieser Meldung könnten Verantwortliche zu der Schlussfolgerung kommen, dass alles in Ordnung sei, da die Sicherheitsmaßnahme des Team-Time-out ja gegriffen habe und so Schlimmeres verhindert wurde. Somit bestehe ja kein Handlungsbedarf.

Eine HRO sieht den Vorfall weniger optimistisch und fragt stattdessen, wie dieser Fehler alle vorherigen Sicherheitsbarrieren („Käsescheiben“) hat überwinden können. Zwar hat der Fehler dieses Mal keinen gravierenden Schaden verursacht, aber ein solcher Fehler hätte nicht erst im OP auffallen dürfen, sondern hätte im Idealfall bereits auf der

Normalstation, von der dieser Patient kam, auffallen müssen. HRO beschäftigen sich dabei nicht nur mit ihren eigenen CIRS-Meldungen, sondern betreiben präventives Risikomanagement, um auch aus den Fehlern anderer zu lernen.

Eigenschaft 4: Respekt vor Fachwissen. Betrachten wir Großschadenfälle im Gesundheitswesen und auch in anderen Branchen, so treten die wenigsten Ereignisse ohne Vorwarnung und aus heiterem Himmel ein. So sind Stromausfälle, Brände, IT-Angriffe und Pandemien keine Ereignisse, gegen die es keine Präventionsmaßnahmen gäbe. Gleiches gilt für die in ▸ Kap. 6 ausführlich dargestellten Probleme in verschiedenen Versorgungsbereichen. Eine bittere Erkenntnis nach Schadenfällen ist zumeist, dass die zugrunde liegenden Risiken den Beschäftigten selbst bekannt waren, sie diese aber nicht gemeldet haben. Entweder, weil sie sich ihres Beitrags zur Patientensicherheit nicht bewusst waren (Eigenschaft 1) oder, weil sie den Missstand nicht melden wollten, da viele Beschäftigte im Gesundheitswesen die Erfahrung gemacht haben, dass ihre Erfahrung nicht zählt.

Eine HRO berücksichtigt das Wissen und die Erfahrungen aller Experten in der Organisation, unabhängig von der Berufsgruppe und der Hierarchieebene. So können in HRO auch die Meldungen von Auszubildenden, Praktikanten oder sogar Kunden Risikoanalysen oder Prozessveränderungen anstoßen. Die jeweiligen Experten für einen bestimmten Prozess werden bei Problemen angehört und in die Problemlösung miteinbezogen, sodass sie auch bei künftigen Problemen für Risiken sensibilisiert (Eigenschaft 1) und motiviert werden, sich ohne vorschnelle Schlüsse (Eigenschaft 2) mit Fehlern zu beschäftigen (Eigenschaft 3).

Eigenschaft 5: Resilienz. Trotz bestem präventivem Risikomanagement wird es auch in jeder HRO Situationen geben, in denen sich Risiken verwirklichen und zu Schäden werden. In diesem Fall ist es jedoch wichtig, dass alle Handelnden und die Organisation als Ganzes so resilient wie möglich reagieren. Dies kann nur funktionieren, wenn derartige Störungen antizipiert, Abwehrmaßnahmen festgelegt und eingeübt worden sind. Das schließt das Verhalten bei internen Gefahrenlagen (z. B. Brand), aber auch bei externen Gefahrenlagen (z. B. Hochwasser, Massenanfall von Verletzten) ein. Resiliente Organisationen bleiben länger auf ihrem gewohnten Leistungsniveau, haben bei Beeinträchtigung eine höhere Restfunktion als nichtresiliente Einrichtungen und können den Zeitpunkt der Dekompensation im Idealfall so lange hinauszögern, bis Abhilfe geschaffen wurde (z. B. durch Löschen des Brandes oder Evakuierung der Gesundheitseinrichtung).

LITERATUR

Hines S, Luna, K, Lofthus J, et al. Becoming a High Reliability Organization: Operational Advice for Hospital Leaders. (Prepared by the Lewin Group under Contract No. 290-04-0011.) AHRQ Publication No. 08-0022. Rockville, MD: Agency for Healthcare Research and Quality. 2008. https://archive.ahrq.gov/professionals/quality-patient-safety/quality-resources/tools/hroadvice/hroadvice.pdf

Weick KE, Sutcliffe KM: Managing the unexpected: Resilient performance in an age of uncertainty., 2nd ed. San Francisco: Jossey-Bass, 2007

9.2 Transparenz über Behandlungsfehler

„Einsicht ist der erste Weg zur Besserung."

Der wirklich lösungsorientierte Umgang mit Fehlern, eine der fünf in ▸ Kap. 9.1 genannten Voraussetzungen für eine Hochzuverlässigkeitsorganisation, fängt zunächst einmal damit an, dass wir eine präzise Vorstellung vom Ausmaß und von den Ursachen vermeidbarer Patientenschädigung erlangen. Bislang existiert in Deutschland keine zentrale Datenbank bzw. kein zentrales Register, das es ermöglichen würde, die Anzahl vermeidbarer Patientenschäden zu erfassen oder gar deren Ursachen. Im Fall eines vermeidbaren Patientenschadens existieren zudem verschiedene Wege, wie mit einer derartigen Situation umgegangen wird, von der diskreten Behandlung des Falls und Entschädigung eines Patienten durch den Haftpflichtversicherer mit dem Ziel, keine negative Berichterstattung zu verursachen, über Verfahren bei den Schlichtungsstellen der Landesärztekammern bis hin zu meist langjährigen juristischen Auseinandersetzungen vor Gericht. All dies verhindert nicht nur die systematische Erfassung vorhandener Schäden, sondern auch ein Erfolg versprechendes systematisches Lernen aus diesen Ereignissen.

In einigen Ländern wurden bezüglich ernsthafter, patientenschädigender Ereignisse Listen und Meldesysteme etabliert. Das bekannteste davon ist das sog. **Never Event Framework** des britischen NHS: Dort müssen alle stationären Einrichtungen des Gesundheitssystems bestimmte, als vermeidbar geltende Ereignisse berichten. Die daraus entste-

Tab. 9.1 NHS Never Events List (NHS Never Event Framework 2018, last updated 2021)

Surgical	• Wrong site surgery • Wrong implant/prosthesis • Retained foreign object post procedure
Medication	• Mis-selection of a strong potassium solution • Administration of medication by the wrong route • Overdose of insulin due to abbreviations or incorrect device • Overdose of methotrexate for non-cancer treatment • Mis-selection of high strength midazolam during conscious sedation
Mental Health	Failure to install functional collapsible shower or curtain rails
General	• Falls from poorly restricted windows • Chest or neck entrapment in bed rails • Transfusion or transplantation of ABO-incompatible blood components or organs • Misplaced naso- or oro-gastric tubes • Scalding of patients • Unintentional connection of a patient requiring oxygen to an air flowmeter

henden Statistiken werden unter Nennung der Einrichtung dann sogar im Internet veröffentlicht. Die derzeit vom NHS als sog. Never Events definierten Ereignisse sind in ► Tab. 9.1 zusammengestellt.

Die statistisch ermittelten Daten über die Häufigkeit von Never Events kennen wir bereits aus ► Kap. 6. Obwohl vergleichbare Zahlen aus Deutschland bislang fehlen, können wir anhand der wenigen bekannten Daten und Zahlen aus Deutschland und dem Vergleich mit mittlerweile zahlreichen Studien aus anderen Ländern mit vergleichbar hohem Einkommen und gut ausgestatteten Gesundheitssystemen, begründet vermuten, dass sich diese Ereignisse bei uns in etwa in gleichen Dimensionen abspielen. Um hier jedoch Gewissheit zu erlangen wäre ein einheitliches Melderegister für solche Ereignisse von großer Wichtigkeit. Gleichzeitig kann ein solches Register aber nur gelingen, wenn die meldenden Einrichtungen durch die Meldung keine Sanktionen erfahren. Ähnlich wie bei CIRS (► Kap. 8.2) würde ansonsten die Angst vor möglichen Sanktionen die Meldebereitschaft deutlich verringern. Denn anders als im staatlichen Gesundheitswesen des NHS stehen die Gesundheitseinrichtungen in Deutschland nämlich in einem ausgeprägten (wirtschaftlichen) Wettbewerb.

Eine Lösung wäre die verpflichtende Meldung an eine Vertrauensstelle, die alle Daten erfasst und so eine Einordung der Häufigkeit und Relevanz vermeidbarer Patientensicherheitsprobleme ermöglicht, um dadurch z. B. übergeordnete Sicherheitsstandards zielgerichteter entwickeln zu können. Mit zu berücksichtigten sind dabei außerdem die Bedürfnisse und Anliegen der Geschädigten und ihrer Angehörigen. Dies bezieht sich zum einen auf einen angemessenen Schadensersatz, zum anderen aber auch darauf, den Geschädigten die Gewissheit zu verschaffen, dass der erlittene Schaden zu einer Verbesserung des Systems geführt hat, was in der Folge dabei helfen kann, das Geschehene besser zu verarbeiten. Untersuchungen aus den USA haben überdies gezeigt, dass durch einen offenen Umgang mit vermeidbaren Fehlern und dem Erhalt des Vertrauens auch die Summe der Schadensersatzforderungen dramatisch gesunken ist, sodass eine solche Strategie nicht nur menschlich geboten, sondern sogar ökonomisch sinnvoll ist (Kachalia 2010). Wie eine erfolgreiche Krisenkommunikation gelingen kann, haben wir auch aus diesem Grund bereits in ► Kap. 4.5 gezeigt.

LITERATUR

Kachalia A, Kaufman SR, Boothman R et al.: Liability claims and costs before and after implementation of a medical error disclosure program. Annals of internal medicine. 2010; 153: 213–221. doi:10.7326/0003-4819-153-4-201008170-00002

NHS: Never Events list 2018. 2021. www.england.nhs.uk/wp-content/uploads/2020/11/2018-Never-Events-List-updated-February-2021.pdf

9.3 Just Culture

"You can either learn or blame, you can't do both. You have to take your pick."

(Prof. Sidney Dekker, niederl. Patientensicherheitsforscher und Pilot)

Um eine Sicherheitskultur zu etablieren und Transparenz über Fehler herzustellen, ist der Dreh- und Angelpunkt letzten Endes der gerechte Umgang mit Fehlern.

Die klassische und historisch gut belegte Sichtweise, mit Fehlern umzugehen, wird durch das Prinzip **Name, Blame, Shame** beschrieben: Suche bei einem Problem einen Schuldigen, bestrafe ihn öffentlich und erwarte von der Person Buße. Dass dies keine patientensicherheitssteigernde Strategie ist, dürfte dir an diesem Punkt des Buches hoffentlich klar sein. Der nächste Versuch, besser mit Fehlern umzugehen wurde dann als sog. **positive Fehlerkultur** bezeichnet. Dieser Begriff ist aber in zweifacher Hinsicht problematisch: Erstens ist ein Fehler nichts Positives. Niemand freut sich beispielsweise nach einer nicht bestandenen Klausur, dass er im Gegensatz zu allen anderen noch viel Lernpotenzial besitzt. Ein Fehler ist nicht positiv, das sollten wir uns auch nicht schönreden. Zweitens sollte nicht der Fehler, sondern die Sicherheit kultiviert werden.

Ein weiterer Ansatz ging dann sogar noch weiter. Dem Motto *„We have good people in bad systems." (Don Berwick, amerik. Arzt)* folgend, wurde eine sog. **No-blame-Kultur** gefordert. Mit diesem Ansatz aber die individuelle Verantwortung für sein eigenes Handeln gänzlich abzulegen, erscheint ebenfalls eher kontraproduktiv (Wachter 2009).

Aus der Praxis

Bewerte das Motiv, nicht das Ergebnis!

Wenn mir ein Fehler unterläuft, den ich trotz bester Absicht begangen habe, dann hilft es wenig, mich dafür zu bestrafen. Wie in ▸ Kap. 7.2 gezeigt, machen das die meisten Behandelnden bereits selbst, was der Patientensicherheit letztlich schadet. Ich benötige als Verursacher eines Fehlers somit vielleicht sogar eher Trost. Vor allem aber sinkt durch Sanktionen die Chance, dass ich den Hergang des Fehlers verstehe und aus dem Fehler lerne.

Begehe ich aber einen Fehler aus Lustlosigkeit, Ignoranz oder behandle nach dem Prinzip „no risk, no fun", dann gehöre ich dafür je nach Motivlage auch sanktioniert.

Meistens allerdings passiert überhaupt nichts, solange kein Schaden eingetreten ist. Lege ich also riskantes oder rücksichtsloses Verhalten an den Tag, komme ich damit häufig so lange durch, bis etwas Schlimmes passiert. Ähnlich wie kritische Ereignisse in einem CIRS aufgearbeitet werden sollten, darf auch unsicheres Verhalten nicht toleriert werden.

Ein ehrlicher Umgang mit Fehlern führt also zu folgendem Schluss: Wir sind Menschen in einem hochkomplexen System, das es häufig nicht gut mit uns meint! Wir brauchen somit einen gerechten Umgang mit Fehlern, der unbeabsichtigte menschliche Fehler aufgrund systemischer Defizite nicht am Individuum festmacht, aber fahrlässiges oder gar vorsätzliches Fehlverhalten sanktioniert.

Leonard und Frankel (2010) haben solche Handlungen in folgende fünf Kategorien eingeteilt:

- Böswillige Handlung
- Handlung bei beeinträchtigtem Urteilsvermögen
- Rücksichtslose Handlung
- Risikoreiche Handlung
- Unbeabsichtigter Fehler

Um zu ermitteln, welches Verhalten vorliegt, empfehlen sich fünf einfache Fragen (Strametz 2019):

1. War es durch bewusstes Handeln geplant, zu schaden? → böswillige Handlung
2. Lagen gesundheitliche Einschränkungen und/oder ein Substanzgebrauch vor, die die Person unbewusst beeinträchtigten? → Handlung bei beeinträchtigtem Urteilsvermögen
3. Liegt ein formaler Regelverstoß vor, der dem Handelnden bewusst und auch nicht durch gute Gründe legitimierbar ist? → rücksichtslose Handlung
4. Hätten andere in dieser Organisation mit gleicher formaler Qualifikation/Erfahrung anders gehandelt? → risikoreiche Handlung
5. Liegt ein nicht generelles Defizit bezüglich Wissen, Training oder Beaufsichtigung vor? → systemisches Defizit

Werden alle fünf Fragen mit „Nein" beantwortet, dann handelt es sich um einen unbeabsichtigten Fehler.

Je nachdem, welche Art der Handlung vorliegt, kommen dann nach Leonard und Frankel (2010) diese Reaktionen als mutmaßlich gerecht infrage: ▸ Tab. 9.2.

Das Konzept der Just Culture geht auf Sidney Dekker zurück, der einen grundsätzlichen Wandel im Umgang mit Fehlern vorschlägt. Bislang werden im retributiven (vergeltenden) Umgang mit Fehlern häufig folgende Fragen gestellt:

Tab. 9.2 Unterteilung von Fehlerarten und Behandlung dieser Fehler (nach Leonard und Frankel 2010 aus Kahla-Witzsch et al. 2018)

Böswillige Handlung	Beeinträchtigung des Urteilsvermögens	Rücksichtslose Handlung	Risikoreiche Handlung	Unbeabsichtigter Fehler
Der Mitarbeiter wollte Schaden verursachen.	Das Urteilsvermögen des Mitarbeiters war durch Einnahme von legalen oder illegalen Substanzen, kognitiver Störung oder schwerwiegenden psychosozialen Einflüssen beeinträchtigt.	Der Mitarbeiter hat bewusst eine Vorgabe nicht eingehalten und/oder eine gefährliche oder unsichere Vorgehensweise angewandt. Die Entscheidung wurde mutmaßlich ohne oder nur mit geringer Beachtung des Risikos getroffen.	Der Mitarbeiter hat sich für eine möglicherweise unsicherere Vorgehensweise entschieden. Es liegt eine fehlerhafte oder eigennützige Motivation zugrunde.	Dem Mitarbeiter unterläuft ein Fehler, während er im besten Interesse des Patienten handelt.
Empfohlene Maßnahmen				
1. Disziplinarmaßnahme und/oder legale Schritte 2. Sofortige Freistellung des Mitarbeiters	1. Disziplinarmaßnahme bei illegalen Substanzen 2. Beurteilung des Arbeitsverhaltens des Mitarbeiters, ggf. temporäre Freistellung 3. Angebot von Hilfe	1. Disziplinarmaßnahme 2. Persönliche Verantwortung des Mitarbeiters 3. Mitarbeiter soll andere lehren, was er aus dieser Situation gelernt hat	1. Persönliche Verantwortung des Mitarbeiters, Durchführung eines Coachings 2. Mitarbeiter soll andere lehren, was er aus dieser Situation gelernt hat	1. Mitarbeiter ist nicht verantwortlich. 2. Der Mitarbeiter sollte in Analysen einbezogen werden, warum der Fehler entstanden ist und andere im Hinblick auf die Ergebnisse schulen.

1. Welche Regel wurde gebrochen?
2. Wie schlimm war der Verstoß?
3. Was sollten also die Konsequenzen (die Strafe) sein?

Anstelle dieses Vorgehens empfiehlt Dekker einen restorativen (wiederherstellenden) Ansatz. Er fragt:

1. Wer ist von diesem Vorfall betroffen (First, Second, Third Victims)?
2. Welche Bedürfnisse haben diese Betroffenen?
3. Wessen Aufgabe ist es, diese Bedürfnisse zu erfüllen?

Nur durch den gerechten Umgang mit Fehlern werden wir erreichen, dass Menschen über die ihre eigenen Fehler und die anderer sach- und lösungsorientiert sprechen können und damit die Chance erhalten, aus Fehlern zu lernen und das System zu verbessern. Die Erkenntnis, dass sich durch ein solches Vorgehen Vorteile für alle ergeben, wird sich hoffentlich in naher Zukunft durchsetzen und dem Gesundheitswesen helfen, zu einem Hochzuverlässigkeitsbereich zu werden.

LITERATUR

Dekker S: Just Culture: Balancing Safety and Accountability. Farnham: Ashgate Publishing Ltd, 2012

Kahla-Witzsch HA, Jorzig A, Brühwiler B: Das sichere Krankenhaus: Leitfaden für das klinische Risikomanagement. Stuttgart: Kohlhammer, 2019

Leonard MW, Frankel A: The path to safe and reliable healthcare. Patient education and counseling. 2010; 80: 288–292. doi:10.1016/j.pec.2010.07.001

Strametz R: Just Culture – Über den gerechten Umgang mit Fehlern. f&w führen und wirtschaften im Krankenhaus. 2019; 36. 516–518

Wachter RM, Pronovost PJ: Balancing "no blame" with accountability in patient safety. The New England journal of medicine. 2009; 361: 1401–1406. doi:10.1056/NEJMsb0903885

Andreas Fidrich und Reinhard Strametz

10

Eliminiere den vermeidbaren Patientenschaden und nicht den Patienten

An dieser Stelle möchten wir für euch abschließend die aus unserer Sicht wichtigsten Kernaussagen des Buches nochmals kurz zusammenfassen. Wer das Buch gelesen hat, weiß Bescheid:

Wir hoffen, deinen Arbeitsalltag mit diesem Buch und diesen Tipps sicherer zu machen und wünschen dir viel Freude und Zuversicht im schönsten Beruf der Welt!

1. **Der Wille des Patienten ist oberstes Gesetz!**
2. **Keine medizinische Maßnahme ist frei von Risiken, primum nil nocere!**
3. **Früher oder später wird es brenzlig, versprochen!** Also bereite dich vor und trainiere Verhalten in kritischen Situationen!
4. **Kommuniziere!** Gute Kommunikation ist Grundlage aller medizinischen Handlungsabläufe. Sie entscheidet über die Effektivität deiner Maßnahmen und Handlungen.
5. **Sag, was dich bewegt!** Bewahre dich und andere vor Fehlern durch Speak up und Closed loop Communication!
6. **Niemals etwas einfach annehmen, frage aktiv nach!** Die Dinge sich selbst zu überlassen, führt vom Regen in die Traufe!
7. **Sicherheitsmaßnahmen sind nicht verhandelbar! Niemals!**
8. **Kenne deine Feinde!** Fehlerbegünstigende Faktoren, Umgebungen und kognitiven Bias!
9. **Patientensicherheit ist auch deine Sicherheit!**
10. **Du bist auch nur ein Mensch!** Sorge für dein Wohlbefinden und verzeih dir Fehler, die du unbeabsichtigt machst!

Abb. 10.1 Patientensicherheitsgrundsätze nach Strametz und Fidrich [P1014][P510]

Register

Gut – besser – jetzt noch besser: Die BASICS sorgen für glasklaren Durchblick!

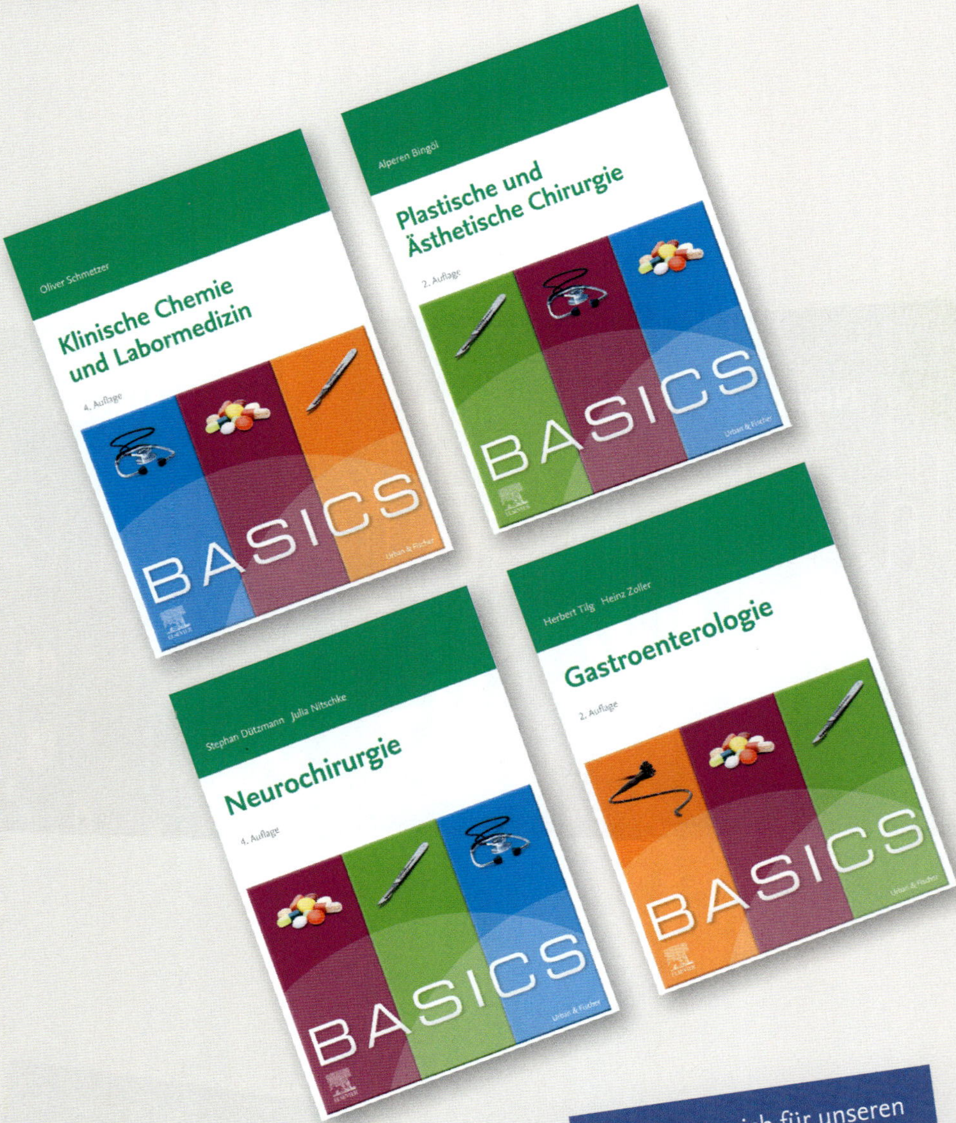

Melden Sie sich für unseren Newsletter an unter www.elsevier.de/newsletter

20210830a1 Irrtümer vorbehalten. Stand 08/2021

ELSEVIER

Diese und viele weitere Titel sowie die aktuellen Preise finden Sie in Ihrer Buchhandlung vor Ort und unter **shop.elsevier.de**